国家卫生和计划生育委员会“十三五”规划教材配套教材
全国高等学校配套教材

U0803824

供康复治疗学专业用

物理治疗学
实训指导

第2版

主　编　吴　军

副主编　金冬梅

编　委　（以姓氏笔画为序）

王　俊　广东省工伤康复医院
王　翔　江苏省人民医院
王　磊　南京中医药大学第二临床医学院
邢艳丽　黑龙江中医药大学附属第二医院
刘　羲　西南医科大学附属医院
许建文　广西医科大学第一附属医院
李红玲　河北医科大学第二医院
吴　军　大连医科大学附属第二医院
邱小红　长治医学院附属和平医院
何晓阔　湖北医药学院附属太和医院
张志强　中国医科大学附属盛京医院
张艳明　首都医科大学宣武医院
陈和木　安徽医科大学第一附属医院
范艳萍　佳木斯大学康复医学院
罗庆禄　广州医科大学附属第五医院
金冬梅　中山大学孙逸仙纪念医院
金荣梅　牡丹江医学院附属红旗医院
姜贵云　承德医学院附属医院
倪国新　福建医科大学附属第一医院
郭海城　哈尔滨医科大学附属第五医院
窦　娜　华北理工大学护理与康复学院
翟宏伟　徐州医科大学徐州临床学院
燕铁斌　中山大学孙逸仙纪念医院

人民卫生出版社

图书在版编目（CIP）数据

物理治疗学实训指导 / 吴军主编. -- 2版. -- 北京：人民卫生出版社，2018
全国高等学校康复治疗专业第三轮规划教材配套教材
ISBN 978-7-117-26306-1

Ⅰ. ①物… Ⅱ. ①吴… Ⅲ. ①物理疗法－高等学校－教学参考资料 Ⅳ. ①R454

中国版本图书馆 CIP 数据核字（2018）第 072731 号

物理治疗学实训指导

第 2 版

主　　编：吴　军
出版发行：人民卫生出版社（中继线 010-59780011）
地　　址：北京市朝阳区潘家园南里 19 号
邮　　编：100021
E - mail：pmph @ pmph.com
购书热线：010-59787592　010-59787584　010-65264830
印　　刷：天津画中画印刷有限公司
经　　销：新华书店
开　　本：787×1092　1/16　**印张：**12
字　　数：307 千字
版　　次：2013 年 3 月第 1 版　2018 年 3 月第 2 版
2025 年 1 月第 2 版第 9 次印刷（总第 13 次印刷）
标准书号：ISBN 978-7-117-26306-1
定　　价：32.00 元

前言

物理治疗作为康复治疗技术的一个重要组成部分，包含了运动疗法和物理因子治疗两部分内容，是每一位物理治疗师必须掌握的基本技能。

本实训指导作为《物理治疗学》的配套教材，旨在通过本书的学习提高学生的动手操作能力，为临床培养具有实际操作能力的物理治疗师。本实训指导包括：关节活动技术、体位转移技术、肌肉牵伸技术、关节松动技术、肌力训练技术、牵引技术、悬吊技术、贴扎技术、平衡与协调训练、步行功能训练、神经发育技术、运动再学习技术、强制性使用技术、心肺功能训练、虚拟现实技术、机器人辅助康复治疗、电疗法、光疗法、超声波疗法、传导热疗法、压力疗法、磁疗法、水疗法、冷疗法与冷冻疗法、生物反馈疗法、冲击波疗法、非侵入性脑部刺激技术和循证物理治疗等内容，其中悬吊技术、贴扎技术、非侵入性脑部刺激技术及循证物理治疗是本次新增技术。每个实训项目的开始为目的与要求，明确了实训应该掌握、熟悉和了解的内容；教具与设备说明了每次实训需要准备的物品；实训步骤详述了实训时的体位摆放与具体步骤，为学生的学习提供了详细的指导。并在每章节后配有思考题，便于学生课后复习和自学。

本配套教材的全部编者均为参与主干教材编写的专家，长期在临床一线工作和教学，因此能够保证教材的实用性和可操作性。各位编者在百忙中参与本书的编写，在此表示感谢。限于时间和学术水平，编写中可能存在不足之处，请各位读者提出宝贵的建议，以便再版时进一步完善。

吴　军

2017 年 11 月

目录

第一部分　运动疗法实训

第二部分　物理因子疗法实训

第一部分 运动疗法实训

实训一 关节活动技术

一、关节活动技术

【目的与要求】

掌握：主动运动、主动助力运动、被动运动、持续被动运动（CPM）的作用。

熟悉：关节活动技术的基本操作技术。

了解：关节运动的相关基础、关节活动技术的治疗作用及技术方法的选择。

【实训组织运行要求】

演示性实训、操作性实训，共2学时，以集中授课形式和学生自主训练的开放模式相结合的教学。

【教具与设备】

徒手，各种关节活动器具和设备，如选择棍棒、绳索或滑轮等悬吊装置、CPM机。

【实训内容】

主动运动、主动助力运动、被动运动、持续被动运动（CPM）的操作技术。

【原理、方法和手段】

1. 实训原理

（1）主动运动：主动收缩肌肉。

（2）主动助力运动：在外力的帮助下，患者可以主动收缩肌肉，使关节周围软组织不会因为关节不能主动运动而发生挛缩。

（3）被动运动：通过被动活动拉伸关节周围软组织，预防关节挛缩。

（4）持续被动运动（CPM）：防止制动引起的关节挛缩，促进关节软骨和韧带、肌腱的修复，改善局部血液、淋巴循环，消除肿胀、疼痛等症状。

2. 实训方法和手段 演示主动运动、主动助力运动、被动运动、持续被动运动（CPM）的操作技术，以实际操作并结合病例讲述。包括：教师示范、学生分组训练、教师组间巡查并指导讲解、学生示范。

【实训步骤】

（一）主动运动

适应证： 肌力 3 级以上，能主动运动的患者；需要改善心肺、神经协调功能的患者等。

禁忌证： 骨折未完全愈合、关节急性炎症、关节脱位未复位、骨关节结核和肿瘤等患者。

操作方法： 根据关节活动受限的方向和程度，设计一些有针对性的动作，可以个人练习，也可以把有相同关节活动障碍的患者分组集体练习。

1. 根据患者情况选择进行单关节或多关节、单方向或多方向的运动；根据病情选择体位，如卧位、坐位、跪位、站位和悬吊位等。

2. 在康复医师或治疗师指导下由患者自行完成所需的关节活动；必要时，治疗师的手可置于患者需要辅助或指导的部位。

3. 主动运动时动作宜平稳缓慢，尽可能达到最大幅度，用力到引起轻度疼痛为最大限度。

4. 关节的各方向依次进行运动。

5. 每一动作重复 10 ~ 30 次，2 ~ 3 组 / 天。

（二）主动助力运动

适应证： 肌力低于 3 级，能主动运动的患者；各种原因所致的关节粘连或肌张力增高而使关节活动受限，能进行主动运动的患者；用于改善心肺功能的有氧训练等。

禁忌证： 骨折内固定不稳定、关节脱位未复位、关节急性炎症、骨关节结核和肿瘤等。

操作方法： 由治疗师、患者健侧肢体或通过棍棒、绳索和滑轮等装置帮助患肢进行主动运动。

1. 由治疗师或患者健侧肢体徒手或通过棍棒、绳索和滑轮等装置帮助患肢主动运动，兼有主动运动和被动运动的特点。

2. 训练时，助力可提供平滑的运动；助力常加于运动的开始和终末，并随肌力的恢复逐渐减少。

3. 训练中应以患者主动用力为主，并做最大努力；任何时间均只给予完成动作的最小助力，以免助力替代主动用力。

4. 关节的各方向依次进行运动。

5. 每一动作重复 10 ~ 30 次，2 ~ 3 组 / 天。

（三）被动运动

适应证： 因力学因素所致软组织的挛缩、粘连、疼痛、肌痉挛；神经性疾患所致的关节活动范围减小和受限；不能主动活动者如昏迷、完全卧床等。

禁忌证： 各种原因所致的关节不稳定、关节内未完全愈合的骨折、关节急性炎症或外伤所致的肿胀、骨关节结核和肿瘤等。

操作方法： 患者取放松体位，治疗师帮助患者活动关节。

1. 患者取舒适、放松体位，肢体充分放松。

2. 按病情确定运动顺序，由近端到远端（如肩到肘、髋到膝）的顺序有利于瘫痪肌的恢复；由远端到近端（如手到肘、足到膝）的顺序有利于促进肢体血液和淋巴回流。

3. 固定肢体近端，托住肢体远端，避免替代运动。

4. 动作缓慢、柔和、平稳、有节律，避免冲击性运动和暴力。

5. 操作在无痛范围内进行，活动范围逐渐增加，以免损伤。

6. 用于增大关节活动范围的被动运动可出现酸痛或轻微的疼痛，但可耐受；不应引起肌肉明显的反射性痉挛或训练后持续疼痛。

7. 从单关节开始，逐渐过渡到多关节；不仅有单方向，而且应有多方向的被动活动。

8. 患者感觉功能不正常时，应在有经验的治疗师指导下完成被动运动。

9. 每一动作重复 10～30 次，2～3 组 / 天。

（四）持续被动运动（CPM）

适应证：防治制动引起的关节挛缩，促进关节软骨和韧带、肌腱的修复，改善局部血液、淋巴循环，消除肿胀、疼痛等症状。CPM 可用于髋、膝、踝、肩、肘、腕等关节的下列情况：

1. **骨折**　特别是关节内或干骺端骨折、切开复位内固定术后。

2. 关节成形术、人工关节置换术、关节韧带重建术、滑膜切除术后。

3. 创伤性关节炎、退变性关节炎、肩周炎、类风湿关节炎以及化脓性关节炎引流术后。

4. 关节挛缩粘连松解术后。

5. 关节软骨损伤、自体骨膜或软骨膜移植修复术后。

禁忌证：连续被动运动产生对应关节面有害的应力时或造成正在愈合组织过度紧张时，不宜采用。

操作方法：治疗师将患者受限肢体固定在 CPM 机托架上，设定相关参数，由仪器控制关节的角度、速度、持续时间，进行关节缓慢持续的被动活动。

1. **使用时间**　可在术后即刻，甚至患者仍处于麻醉状态下进行；即便手术部位敷料较厚时，也应在术后 3 天内开始。

2. **确定关节运动弧的大小和位置**　术后即刻常用 20°～30°的短弧范围；关节活动度可根据患者的耐受程度每日渐增或恰当的时间间隔渐增，直至最大关节活动范围。

3. **确定运动速度**　可耐受的速度为每 1～2 分钟一个运动循环。

4. **疗程**　根据不同的程序，使用时间不同。可连续 24 小时；或每次连续 1 小时，3 次 / 日。疗程至少 1 周或达到满意的关节活动范围。

【注意事项】

1. 训练前向患者解释治疗的目的和动作要领，以获得患者的配合；对于骨折未愈合等应给予充分的支持和保护；主动活动时尽可能达到最大关节活动范围，用力至引起轻微疼痛为最大限度。训练中动作平缓、柔和、有节律地重复数次，尽可能达最大活动范围后维持数秒。

2. 训练中以患者主动用力为主；选择适宜的助力加于运动起始和终末，随治疗进展逐渐减少助力；训练强度由低到高，训练时间逐渐延长，训练频度逐渐增多，根据患者的疲劳程度调节运动量。

3. 患者应在舒适体位下进行，并尽量放松，必要时脱去妨碍治疗的衣物或固定物；避免使用暴力，以免发生组织损伤；进行多个关节活动范围训练时，可按照从远端向近端的顺序，逐个关节或数个关节一起进行训练。

4. 术后伤口内如有引流管时，要注意运动时不要夹闭引流管；手术切口如与肢体长轴正交者不宜采用。

【思考题】

1. 主动运动如何保持关节活动度?
2. 主动运动是否能增大关节活动度，为什么?
3. 主动助力运动与主动运动各适用于什么治疗对象?
4. 多大的助力对患者的训练最有利?
5. 偏瘫患者软瘫期，肩前屈应被动运动至多少度，为什么?
6. 偏瘫患者软瘫期，肩外展被动运动应在哪个平面进行，为什么?
7. 如患者肢体存在明显的肌痉挛，能否通过 CPM 牵拉痉挛肌肉，为什么?
8. 骨关节损伤后期（如 3 个月以上），关节已发生僵硬，难以通过手法矫正，可否尝试利用 CPM 机的机械力牵拉扩大关节活动范围?

（王　俊）

二、各关节徒手被动关节活动技术

【目的与要求】

掌握：

1. 各关节徒手被动关节活动技术的作用。
2. 各关节徒手被动关节活动技术的适应证及禁忌证与注意事项。

熟悉：各关节徒手被动关节活动技术的基本操作技术和方法的选择。

了解：关节运动的相关解剖学和运动学基础知识。

【实训组织运行要求】

演示性实训、操作性实训，共 2 学时，以集中授课形式和学生自主训练的开放模式相结合的教学。

【教具及设备】

徒手、治疗床、治疗台、治疗椅、血压计及其他必要的抢救设备。

【实训内容】

常用各关节徒手被动关节活动技术（肩关节被动运动、肘部被动运动、前臂被动运动、腕关节被动运动、手指被动运动、髋关节被动运动、膝关节被动运动、踝关节被动活动、颈部被动活动、胸腰段被动活动等）技术操作。

【原理、方法和手段】

1. 实训原理　通过徒手被动活动各关节，拉伸关节周围软组织、肌肉等，保持肌肉的生理长度和张力，维护关节正常形态和功能，维持关节的正常活动范围，预防挛缩。

2. 实训方法和手段　演示常用各关节徒手被动关节活动技术（肩关节被动运动、肘部被动运动、前臂被动运动、腕关节被动运动、手指被动运动、髋关节被动运动、膝关节被动运动、踝关节被动活动、颈部被动活动、胸腰段被动活动等）技术操作，以实际操作并结合病例讲述。包括：教师示范、学生分组训练、教师组间巡查并指导讲解、学生示范。

【实训步骤】

适应证：因力学因素所致软组织的挛缩与粘连、疼痛及肌痉挛；神经性疾患所致的关节活动范围减小和受限；不能主动活动者如昏迷、完全卧床等。

禁忌证：各种原因所致的关节不稳定、关节内未完全愈合的骨折、关节急性炎症或外伤所致的肿胀、骨关节结核和肿瘤等。

操作方法：患者取放松体位，治疗师帮助患者活动关节。

1. 患者取舒适、放松体位，肢体充分放松。

2. 按病情确定运动顺序，由近端到远端（如肩到肘、髋到膝）的顺序有利于瘫痪肌的恢复；由远端到近端（如手到肘、足到膝）的顺序有利于促进肢体血液和淋巴回流。

3. 固定肢体近端，托住肢体远端，避免替代运动。

4. 动作缓慢、柔和、平稳、有节律，避免冲击性运动和暴力。

5. 操作在无痛范围内进行，活动范围逐渐增加，以免损伤。

6. 用于增大关节活动范围的被动运动可出现酸痛或轻微的疼痛，但可耐受；不应引起肌肉明显的反射性痉挛或训练后持续疼痛。

7. 从单关节开始，逐渐过渡到多关节；不仅有单方向，而且应有多方向的被动活动。

8. 患者感觉功能不正常时，应在有经验的治疗师指导下完成被动运动。

9. 每一动作重复 10 ~ 30 次，2 ~ 3 组 / 天。

（一）肩关节被动运动

操作方法：

1. **前屈后伸**　患者仰卧位，治疗师一手握住患侧手腕，另一手扶住患者肘关节上部，然后慢慢把患者的上肢沿矢状面向前或向后运动。肩后伸被动运动体位包括 4 种：仰卧位、患侧肩稍离开床沿，健侧卧位或外物支持下健侧卧位，坐位，俯卧位。

2. **内收外展**　患者取仰卧位，治疗师立于患侧，一手握住患侧腕关节处，另一只手握住肘关节稍上方，然后慢慢把患侧上肢沿额状面外展，但当患者上肢被移动到外展 60°时（若 90°时才开始外展，已经产生肩峰撞击症，临床上很多患者已经出现疼痛），要注意将上肢外旋后再继续移动直至接近患者同侧耳部。内收时需稍前屈肩关节，向对侧肢体方向活动，使患侧上肢在身体前方活动至腕部靠近对侧髋关节。

3. **内外旋**　患者取仰卧位，患侧肩关节外展 90°，肘关节屈曲，治疗师立于患侧，一手固定肘关节，另一只手握住腕关节，以肘关节为轴，将患侧前臂沿肱骨干轴线向头、向足方向运动，使肩关节被动外旋或内旋。

（二）肘部被动运动

操作方法：肘关节屈曲和伸展：患者取坐位，治疗师一手扶持患肢腕关节上方，另一手固定肱骨远端，在完成肘关节屈曲的同时前臂旋后，完成肘伸展的同时前臂旋前。

（三）前臂被动运动

操作方法：患者坐位，肘关节处于屈曲位，治疗师一手握住患侧腕关节近端，另一手固定手指，然后旋转前臂。

（四）腕关节被动运动

操作方法：患者坐位，肘关节处于屈曲位，治疗师一手握住患侧腕关节上方，另一手握住腕关节下方，做腕关节的屈伸、桡偏、尺偏动作。

（五）手指被动运动

操作方法：

1. **掌指关节的活动** 患者取坐位，治疗师一手握住患侧掌部，另一只手活动手指，分别做掌指关节的屈曲、伸展、外展、内收、对指、对掌动作。

2. **指间关节的活动** 患者取坐位，治疗师一手握住患侧掌部，另一只手活动手指，分别做近侧和远侧指骨间关节的屈曲、伸展动作。

（六）髋关节被动运动

操作方法：

1. **髋关节屈曲** 患者取仰卧位，治疗师立于患侧，一手托住患侧小腿近膝关节处，另一只手用手心托住患侧足跟处，双手将患侧大腿沿矢状面向上弯曲，使大腿前部尽量接近患者腹部。

2. **髋关节后伸** 患者取俯卧位，治疗师立于患侧，一手抓握患侧踝关节上方，另一只手从下方抓住患侧膝关节前部，并用前臂托住患侧小腿和膝关节部位，用力向上方抬，被动伸展髋部。

3. **髋关节内收、外展** 患者仰卧位，治疗师一手托膝关节后方，前臂支撑大腿远端，另一手握足跟，在髋关节轻度屈曲的状态下，完成髋关节的外展，然后返回原来位置。

4. **髋关节内旋、外旋** 患者取仰卧位，下肢伸展位，治疗师一手固定患者膝关节上方，另一手固定踝关节上方，完成下肢轴位的旋转，足尖向内侧为髋关节内旋，足尖向外侧为髋关节外旋。也可以令患者髋关节呈屈曲位，治疗师一手扶持患者小腿近端，另一手固定足跟，以髋关节为轴，向内、外侧摆动小腿，完成髋关节的外旋、内旋。

（七）膝关节被动运动

操作方法：患者仰卧位，治疗师一手托膝关节后方（腘窝），另一手托足跟进行膝关节的屈曲。然后在髋关节屈曲状态下完成膝关节伸展。

（八）踝关节被动活动

操作方法：

1. **背伸** 患者仰卧位，治疗师一手固定踝关节上方，另一手用手心握住患者的足跟，前臂贴住患者脚掌及外侧，用力向上方拉动。

2. **跖屈** 患者仰卧位，下肢伸展。治疗师固定踝关节上方的手移到足背，向下压足背的同时，另一手将足跟上提。

3. **踝关节内翻、外翻** 患者仰卧位，下肢伸展。治疗师一手固定踝关节，另一手进行内、外翻运动。如果有助手，也可以让助手固定踝关节，治疗师手握足前部和足跟使全足同时完成内翻、外翻运动。

4. **跗横关节旋转** 患者仰卧位，下肢伸展。治疗师用一手固定距骨和跟骨，另一手握住舟状骨和股骨，轻柔地进行旋转运动。

5. **趾间关节和跖趾关节的屈伸和外展、内收** 患者仰卧位，下肢伸展。治疗师用手固定拟活动的近端关节，再活动远端关节，其运动原则和方法与活动掌指关节相同。

（九）颈部被动活动

操作方法：患者仰卧位，头颈部在床沿外，治疗师双手托住患者头部，缓慢地进行颈部的前屈、后伸、侧屈、左右旋转活动。

（十）腰部被动活动

操作方法：

1. 患者取床边坐位，治疗师弯曲患者躯干使胸部尽量靠近大腿。

2. 患者取侧卧位，利用治疗床的中部拱起的功能，被动使躯干侧屈，并保持此姿势5～10分钟。

3. 患者侧卧位，上面的膝关节屈曲，下面的下肢伸直，治疗师一手固定患者上面的髋关节，另一只手放在同侧骨盆部位，使髋和骨盆向相反的方向旋转并停留数秒钟，以达到充分牵拉躯干的作用。

【注意事项】

1. 患者应在舒适体位下进行，并尽量放松，必要时脱去妨碍治疗的衣物或固定物。

2. 应在无痛或轻微疼痛、患者能忍受的范围内进行训练，避免使用暴力，以免发生组织损伤。

3. 感觉功能障碍者进行关节活动范围训练时，应在有经验的治疗师指导下进行。

4. 进行多个关节活动范围训练时，可按照从远端向近端的顺序，逐个关节或数个关节一起进行训练。

5. 关节活动训练中如配合药物和理疗等镇痛或热疗措施，可增加疗效。

【思考题】

1. 如何鉴别患者可能存在的盂肱关节或肩胛胸壁关节的活动受限？
2. 影响肩关节前屈和后伸的限制性因素有哪些？
3. 为什么“在完成肘关节屈曲的同时前臂旋后，完成肘伸展的同时前臂旋前”？
4. 对于前臂骨折未愈或者内固定不稳的患者，为什么不适合进行此技术？
5. 如何区分近端桡尺关节或远端桡尺关节导致的活动受限？

（王 俊）

实训二　体位转移技术

【目的与要求】

掌握：

1. 体位转移技术的分类及其基本原则。

2. 偏瘫、四肢瘫、截瘫、脑瘫患者的各种体位转移技术。

熟悉：脑瘫儿童抱法及其基本原则。

了解：被动转移技术。

【实训组织运行要求】

演示性实训、操作性实训，共4学时，以集中授课形式和学生自主训练的开放模式相结合的教学。

【教具与设备】

治疗床、轮椅、椅子、滑板、吊环、卫生间（坐厕、浴缸）、升降机（移动式升降机、落地式固定升降机、上方固定式升降机）。

【实训内容】

偏瘫、四肢瘫、截瘫患者及脑瘫儿童常用体位转移技术。

【原理、方法和手段】

1. 实训原理　通过将一个完整的转移动作分解成数个步骤，让患者分别学习掌握，最终达到将这些运动步骤组合起来以完成一个完整的功能性活动。

2. 实训方法和手段　演示偏瘫、四肢瘫、截瘫、脑瘫患者的各种体位转移技术，以实际操作并结合病例讲述。包括：教师示范、学生分组训练、教师组间巡查并指导讲解、学生示范。

【实训步骤】

一、偏瘫患者的体位转移技术

适应证：脑卒中或脑外伤恢复期偏瘫患者，意识清楚，生命体征平稳，心肺功能基本正常，无褥疮、肺部感染、深静脉血栓形成、肩手综合征等并发症，能理解并执行简单指令。

操作方法：

（一）床上转移活动

1. 床上翻身

（1）从仰卧位到患侧卧位：患者仰卧，双侧髋、膝屈曲，双上肢 Bobath 握手伸肘，肩上举约 90°，健侧下肢屈髋屈膝，足底置于床面；嘱患者抬头并转向患侧，健侧上肢和手伸向患侧，健腿蹬床协助旋转躯干带动骨盆翻向患侧卧位。

（2）患者将健足从患侧腘窝处插入并沿患侧小腿伸展，将患足置于健足上方；然后（在治疗师协助下）双手 Bobath 握手进行上举后向左、右两侧摆动，利用上肢摆动的惯性带动躯干及骨盆向健侧翻身。

（3）患者朝目标方向侧卧位，治疗师站在患者背侧或头后侧床边，在上方肢体的肩前或骨盆前向背侧施力，同时嘱患者往前使劲，对抗治疗师用力。患者起始体位越接近仰卧位难度越大，此方法适用于能听从指令、翻身时肩胛骨前伸困难或躯干、骨盆旋转困难的患者。

2. 床上卧位移动

方法一： 患者先将健足置于患足下方，健手将患手固定在胸前，利用健侧下肢将患侧下肢抬起向一侧移动；用健足和肩支起臀部，同时将臀部移向同侧；臀部侧方移动完毕后，再将肩、头向同方向移动。反复练习后患者可以较自如地在床上进行左右方向的移动。

方法二： 健侧卧位肘支撑，侧身匍匐上下、左右移动。

3. 由卧位到床边坐位

（1）独立从健侧坐起：患者健侧卧位，患腿跨过健腿（健腿插入患腿下），用健侧前臂支撑自己的体重，头、颈和躯干向上方侧屈；用健腿将患腿移到床缘下；改用健手支撑，使躯干直立，完成床边坐起动作。

（2）独立从患侧坐起：患者患侧卧位，用健手将患臂置于胸前，使肩关节屈曲 90°，提供支撑点；在健腿帮助下将双腿置于床缘下；健侧上肢横过胸前，手掌置于患侧肩关节下的床面上支撑，头、颈和躯干向上方侧屈起身。患者坐直，调整好姿势。

（3）治疗师辅助下坐起：患者侧卧位（健侧、患侧均可），两膝屈曲，治疗师面向患者，先将患者双小腿悬置床边，上方手托起患者肩颈部，下方手同时下压患者两膝；治疗师抬起患者的肩部，以患者骨盆为轴将其转移成坐位。在转移过程中，鼓励患者用上肢支撑。

4. 由床边坐位到卧位

（1）独立从患侧躺下：患者坐于床边，双脚着地，患侧手置于患侧大腿上，健手支撑于健侧髋外床面，抬起臀部向健侧旋转躯干与床成 45°角的坐位，将健腿交叉置于患腿下方，并将其上抬到床上，借助健侧肢体在床上移动，确认调整好位置后，逐渐放低身体，最后躺下。

（2）独立从健侧躺下：患者坐于床边，将患手放在大腿上，健腿交叉置于患腿后方。躯干向健侧倾斜，健侧肘部支撑于床上，逐渐将身体放低，躺在床上，最后用健腿帮助患腿上抬到床上。当双腿放在床上后，再移动身体到床的中央。

（3）治疗师辅助躺下：患者坐于床边，将患手放在大腿上，患腿交叉置于健腿上，治疗师站在其患侧（右侧），治疗师位于患者背侧的手托住患者的颈部和肩部，嘱患者躺下，另一手置于患者的腿下，帮助其双腿抬到床上；借助双桥动作，协助患者抬起臀部向床中间移动臀部和下肢，然后再协助移动肩部和头至床中间。

（二）坐位与立位之间的转移

1. 独立转移

（1）由坐位到立位：患者坐于床边，双足分开与肩同宽，双足着地，两足跟落后于两膝，患足稍后，以利负重及防止健侧代偿。患者 Bobath 握手，双臂前伸，躯干前倾，使重心前移，患侧下肢充分负重，双肩超出两膝时，双腿同时用力，臀部离开床面，慢慢站起，立位时双腿同等负重。完成动作的过程中，患者不得低头，起立后防止膝关节过伸或是伴有踝关节跖屈内翻的髋关节向后方摆动。

（2）由立位到坐位：患者背靠床站立，Bobath 握手，双下肢平均负重，弯腰屈膝屈髋，慢慢向后、向下移动臀部和髋部，双臂前伸使两肩在两膝前（以便有控制地坐下），继续向后、向下移动臀部和髋部坐下；在患者坐下的过程中，确信双下肢平均负重。

从椅子或轮椅上站起和坐下的方法同上，但应注意以下几点：①高椅子比矮椅子易于站起，开始训练时，应选择高椅子；②椅子应结实、牢固、椅面硬，具有一定的高度；③轮椅应制动，脚踏板向两侧移开。

2. 辅助转移

（1）由坐位到立位：患者坐于床边或椅子上，躯干尽量挺直，两脚分开与肩同宽平放地上，患足可稍偏后（利于负重），协助患者 Bobath 握手伸肘，治疗师面向患者患侧站在患者旁边，引导患者躯干充分前倾，髋关节尽量屈曲，注意躯干前倾是屈髋的过程而不是弯脊柱和低头；当患者重心向前移到两肩超出两膝、两膝在两足跟前时，嘱患者双下肢用力抬起臀部，同时治疗师靠近患者后背的手从患者裤腰协助向上提拉，另一手放在患者肩前腋窝处向上向后用力协助患者直腰并防止患者向前摔倒；患者伸髋伸膝，治疗师用在患者前方的腿向后顶患者的患侧膝盖协助其伸直；起立后患者双下肢应对称负重，治疗师可继续用膝顶住患膝以防患膝突然屈曲。

（2）由立位到坐位：与上述顺序相反。

注意：无论是站起还是坐下，患者必须学会向前倾斜躯干，保持脊柱伸直。患者必须学会两侧臀部和下肢平均承重。治疗师向下压患者的患膝（向足跟方向），鼓励患者站立时两腿充分负重。治疗师应教会患者在完全伸膝前将重心充分前移。

（三）床与轮椅之间的转移

1. 独立由床到轮椅的转移 患者坐在床边，双足平放于地面上。将轮椅放在患者的健侧，与床成45°夹角。关闭轮椅手闸，移开近床侧脚踏板。患者健手支撑于轮椅远侧扶手，患足位于健足稍后方。患者向前倾斜躯干，健手用力支撑，抬起臀部，以双足为支点旋转身体直至背对轮椅。确信双腿后侧贴近轮椅后正对轮椅坐下。由轮椅返回病床的转移与上述顺序相反。

2. 辅助下由床到轮椅的转移 患者坐在床边，双足平放于地面上。将轮椅放在患者的健侧，与床成45°夹角。关闭轮椅手闸，移开近床侧脚踏板；患者健手支撑于轮椅远侧扶手(引导患者主动前移重心完成健手支撑，防止患者用健手拉拽轮椅扶手站起)，患足位于健足稍后方；治疗师面向患者患侧马步站立在患者旁边，靠近患者背侧的手抓住患者腰带向上提，协助患者站立，另一手放在患者肩前腋窝处向上向后用力协助患者直腰并防止患者向前摔倒；治疗师帮助患者旋转身体，双腿后侧贴近轮椅后正对轮椅坐下（如站立位到坐位的训练）。

（四）轮椅与坐厕之间的转移

1. 独立由轮椅到坐厕的转移 患者驱动轮椅正面接近坐厕，关闭轮椅手闸，移开脚踏板，健手扶着对侧坐厕旁的扶栏站起，然后健腿向前迈一步，健侧上下肢同时支撑，向后转身，背向坐厕；可将患手置于轮椅另一边扶手上，然后再移到坐厕旁的另一侧扶栏上；脱下裤子，确定腿的后侧贴近坐厕，然后坐下。由坐厕返回轮椅与上述相反。

2. 辅助下由轮椅到坐厕的转移 患者坐于轮椅中，正面接近坐厕，关闭轮椅手闸，移开脚踏板。轮椅与坐厕之间留有一定空间，以利治疗师活动。治疗师面向患者患侧马步站立，一侧下肢置于患者前面，另一侧下肢置于轮椅旁；治疗师靠近患者背侧的手握患者腰带向上提拉，另一手放在患者肩前腋窝处向上向后用力协助患者直腰并防止患者向前摔倒，辅助患者站起；治疗师和患者向前移动双足至患者健手扶到对侧坐厕旁的扶栏上，患者利用健侧上下肢支撑，患侧在治疗师的辅助下向后转身，直到患者双腿的后侧贴近坐厕；脱下裤子，治疗师引导患者前倾躯干、屈髋屈膝，臀部向后、向下移动坐于坐厕上（注意引导患者重心前移慢慢坐下，不要拉拽患侧上肢使其坐下）。由坐厕返回轮椅与上述相反。

（五）进出浴缸

先决条件：偏瘫患者进出浴缸时需要有人在旁监督及保护，并及时给予必要的帮助。浴缸底部必须放置防滑垫，浴缸周围的墙上必须安装好高度合适的安全扶手。

1. 独立的由坐位进出浴缸 患者坐在靠近浴缸边并与之成45°角的轮椅上，健侧邻近浴缸。轮椅与浴缸之间留有一定空间，以便放置浴板。制动轮椅，卸下近浴缸侧扶手，移开脚踏板，双足平放于地面。浴缸中注满水，然后脱下衣裤。患者健手支撑于浴板，患手支撑于轮椅扶手，同时用力撑起上身，以下肢为支点转动身体，直至双腿后侧碰到浴板，先将患手移动浴板一端，然后向下坐到浴板上。患者将两腿先后跨进浴缸，然后移到浴缸中央上方坐好。患者将身体放入浴缸中。

2. 不能独立进出浴缸 不能独立完成坐站转移的患者，建议使用洗澡椅在帮助下淋浴，也可以用坐便器代替洗澡椅淋浴。从轮椅转移到洗澡椅的方法如同从轮椅到床的辅助转移，先转移到洗澡椅上再脱下衣服。

（六）被动转移技术

1. 标准式或椅式搬运法 这种搬运法的优点是在整个过程中可观察到患者的表情和反应，对胸部和上肢疼痛的患者特别适用。治疗师单腕握（或双腕握、指握和双手握等）。患者尽量坐直，双臂向前外侧伸展。两位治疗师立于患者两侧，面向患者背侧，两腿分开，髋、膝微屈，头与腰背伸直，靠近患者侧的肩降低，抵住患者侧胸壁，背伸直，患者上肢落在两位治疗师的后背上，两位治疗师的一手通过患者股后部互握对方之腕。两位治疗师的另一手置于患者背部，保持搬运时患者的躯干正直，或者用一人之手开门，根据指挥者的命令两人同时伸直腰腿将患者抬起。

2. 穿臂搬运法 患者直坐，双前臂在前面交叉互握。一名治疗师站在患者椅或床的后面，身体贴近他的背部，两手穿过患者腋窝伸至患者胸前，分别握住患者两前臂；另一治疗师站在患者的侧面，双手分别置于患者双侧大、小腿之后；由立于头部的治疗师下令，两人同时将患者抬起并搬到需要的位置。

3. 机械搬运

（1）利用上方固定式升降机由轮椅到坐厕的转移：上方固定式升降机的轨道固定于卫生间坐厕上方。治疗师推动轮椅从侧面接近坐厕，关闭轮椅手闸，卸下近坐厕侧轮椅扶手，移开脚踏板。治疗师帮助患者脱下裤子，将坐套套于患者大腿下方，将吊带固定于升降机。治疗师操纵升降机，升起患者，沿着轨道使患者从侧方滑向坐厕正上方。治疗师操纵升降机降低患者，使之正好坐于坐厕上。由坐厕返回轮椅与之相反。

（2）利用移动式升降机由轮椅到浴缸的转移：治疗师推动轮椅从侧面平行接近浴缸，关闭轮椅手闸，卸下近浴缸侧轮椅扶手，移开脚踏板。然后将浴缸注满水，帮助患者脱下衣裤，将升降机坐套套于患者大腿下方，将吊带固定于升降机。治疗师操纵升降机，使患者升高以离开轮椅，然后移动升降机直至患者到达浴缸正上方。治疗师操纵升降机降低患者，使之进入浴缸内，当患者坐于盆底时注意头的支持。然后解下吊带。

二、四肢瘫患者的体位转移技术

适应证：C_6完全性脊髓损伤患者，骨科情况稳定，脊柱稳定性好，意识清楚，已经过急性卧床期康复，进入中、后期康复，生命体征平稳，无体位性低血压、褥疮、肺部感染、尿路感染、深静脉血栓形成、肩痛等并发症，能理解并执行各项指令。

操作方法：

（一）床上翻身

1. 独立从仰卧位到俯卧位翻身（向右侧翻身） 患者仰卧于床上，头、肩屈曲，双上肢伸展上举、对称性摆动，产生钟摆样运动。向左侧甩动，使右上肢越过身体左侧，以获得下一步向右翻转所需的动力。屈曲头、肩，双上肢迅速从左侧甩向右侧。这个动作完成后，右肩尽可能向后拉。借助于上肢甩动的惯性使躯干和下肢翻成俯卧位。将左前臂支撑于床面并承重，右肩进一步后拉，使两侧前臂同等负重。按相反顺序完成仰卧位。

2. 辅助下从仰卧位到侧卧位的翻身动作（向右侧翻身） 患者仰卧于床上，治疗师立于患者的左侧，帮助患者将左上肢横过胸前，将左下肢跨过右下肢，左足置于右侧床面。治疗师一只手置于患者左侧腰下（患者体重较重时，应置于患者左侧肩部下方），另一只手置于患者左侧髋部下方，腹部抵住床沿作为支撑点，用力推动患者髋部向上，使患者右侧卧。治疗师辅助患者调整好姿势：头颈部转向右侧，移动患者肩部使之侧卧于床中央，将患者左手置于右侧床沿，双膝屈曲，以免患者向后倒。

（二）卧位与坐位之间的转换

1. 由仰卧位坐起 患者在床上取仰卧位，上举双臂，用力左右摆动躯干，利用惯性将右上肢甩过身体左侧，同时屈曲头和肩，旋转躯干上部，翻向左侧。先用左肘支撑床面，然后变成双肘支撑，抬起上身，并保持平衡。将体重移到右肘上，然后将左肘移近躯干，并重新取得平衡。保持头、肩前屈，将右上肢撤回身体右侧，并用双肘支撑保持平衡。再将身体转向左肘支撑，同时外旋右上肢，在身体后伸展，右手支撑床面。调整身体位置使重心向右上肢转移，同样外旋左上肢，在身体后伸展，用左手支撑床面。慢慢交替将双手向前移动，直至体重移到双下肢上，完成坐起动作。

2. 由坐位躺下 患者在床上取长坐位，双手在髋后支撑，保持头、肩向前屈曲。身体向右后侧倾倒，用右肘承重。屈曲左上肢，将一半体重转移至左肘。仍然保持头、肩屈曲，交替伸直上肢直到躺平。

（三）床上直腿坐位（即长坐位）移动

1. 支撑向前方移动 患者在床上取长坐位，双下肢外旋，膝关节放松。头、肩、躯干充分向前屈曲，头超过膝关节，使重心线落在髋关节前方，以维持长坐位平衡。双手靠近身体，在髋关节稍前一点的位置支撑。因肱三头肌瘫痪，应外旋肩关节，前臂旋后，以保持肘关节稳定伸展。双手用力支撑上抬臀部。保持头、躯干向前屈曲，使臀部向前移动。

2. 支撑向侧方移动（向左移动） 患者在床上取长坐位，右手半握拳置于床面，紧靠臀部。左手放在与右手同一水平而离臀部约 30cm 的地方，肘伸展，前臂旋后或中立位。躯干前屈使头超过膝部，上抬臀部，同时头和肩转向右侧，带动左肩向前移动、右肩向后移动。因背阔肌有神经支配，可拉动骨盆移向左手处。用上肢将双腿位置摆正。

（四）不同平面之间转移动作训练

辅助下由轮椅到床的转移：患者坐在轮椅中，臀部向前移动，直到双足能平放在地面上。治疗师面向患者，采用髋膝屈曲、腰背伸直的半蹲位，用自己的双脚和双膝抵住患者的双脚和双膝的外侧，双手抱住患者的臀部，同时患者躯干向前倾，将下颏抵在治疗师的一侧肩部。如果患者的肱二头肌尚有神经支配，可用双臂抱住治疗师的颈部；如两臂完全瘫痪，则可将两臂悬置于膝前。如果患者超重或不能将下颏抵住治疗师的肩部，那么治疗师必须抓住患者的腰带。治疗师的头应转向一侧，必要时将自己的下颏抵在患者的肩部。

然后治疗师用力将患者向上提起，并向后倾斜身体以对抗患者的体重，必要时治疗师一侧脚可向后迈一步以保持平衡，但应注意控制患者的膝部。将患者拉起呈站立位后，再向床边转动。治疗师左手仍扶住患者臀部，右手向上移动至其肩胛骨部位以稳定躯干，同时控制住患者的膝关节，屈曲其髋关节，将其臀部轻轻放到床上。

三、截瘫患者的体位转移技术

适应证：C_7 及以下脊髓损伤患者，脊柱稳定性好，意识清楚，已经过急性卧床期康复，进入中、后期康复，生命体征平稳，无体位性低血压、褥疮、肺部感染、尿路感染、深静脉血栓形成等并发症，能理解并执行各项指令。

操作方法：

1. 床与轮椅之间的独立转移

（1）从轮椅到床的侧方成角转移（从右侧转移）：患者驱动轮椅从右侧尽量靠近床，与床成 20°～30°角，关闭手闸，移开右侧脚踏板。患者在轮椅中先将臀部向前移动，右手支撑床面，左手支撑轮椅扶手，同时撑起臀部并向前、向右侧方移动到床上。

（2）从床到轮椅的侧方成角转移（从右侧转移）：患者坐于床边，将轮椅从其右侧尽量靠近床，与床成 20°～30°角，关闭手闸，卸下轮椅靠床侧扶手，移开靠床侧足踏板。患者右手扶轮椅远侧扶手，左手支撑床面，同时撑起躯干并向前、向右侧方移动到轮椅上。

（3）从轮椅到床的侧方平行转移（左侧身体靠床）：患者驱动轮椅与床平行放置，关闸；卸下近床侧扶手，将双腿抬上床（方法同直角转移）；躯干向床缘方向前倾，将右腿交叉置于左腿上，应用侧方支撑移动的方法，左手支撑于床上，右手支撑于轮椅扶手上，头和躯干前屈，双手支撑抬起臀部并向床移动。

（4）从轮椅到床的正面转移：这种转移方法适用于年轻的或体重超重的或双下肢痉挛严重的患者。患者驱动轮椅正面靠近床，其间距离约为 30cm，以供抬腿之用，然后关闭手闸。将左腕置于右膝下，通过屈肘动作，将右下肢抬起，放到床上。用同样方法将左下肢放到床上。打开轮椅手闸，向前推动轮椅紧贴床缘，再关闭手闸。双手扶住轮椅扶手向上撑起，同时向前移动坐于床上，此过程中要保持头和躯干屈曲。然后双手支撑于床面将身体移于床上正确位置，并用上肢帮助摆正下肢的位置。由于双腿要在床上滑动，故床垫不宜太软，必要时可临时在床上使用滑板，转移完毕后撤除。

2. 轮椅与坐厕之间的独立转移基本条件 卫生间的门应足够宽，没有门槛，以方便轮椅出入；卫生间应较大，能允许轮椅有一些活动空间；坐厕应稳定，旁边的墙上应安装有安全扶手。

由轮椅到坐厕的侧方转移（从右侧转移）：患者驱动轮椅接近坐厕，与之成45°角。患者将双足平放于地面上，在膝关节的正下方，以便转移时上下肢能承重。卸下轮椅右侧扶手。将左手置于轮椅左侧扶手，右手置于坐厕旁边墙上的扶手上，支撑上抬躯干并向右侧转身。注意转移过程中保持头和肩的屈曲。将左手移到轮椅的右侧大轮上，右手支撑于墙上的扶手，进一步上抬躯干并向后移动坐于坐厕上。便后转移回轮椅的方法与此过程相反。

3. 轮椅与浴缸之间的独立转移 注意转移前浴缸应注满水，离开前排空水；浴缸底部必须放置防滑垫；浴缸周围的墙上必须安装安全扶手。

由轮椅到浴缸的侧方转移（从右侧转移）：患者驱动轮椅从右侧接近浴缸，使轮椅与浴缸成30°角。卸下轮椅右侧扶手，移开右侧脚踏板，关闭手闸。用双上肢帮助将双腿上抬置于浴缸中。屈曲躯干，右手置于浴缸远侧边沿，左手置于浴缸近侧边沿，双手用力支撑上抬躯干越过浴缸边沿。进一步支撑并转动身体面向浴缸一端，慢慢放低身体进入浴缸中。

四、脑瘫儿童的体位转移技术

（一）从仰卧位到俯卧位（翻身）

1. 仰卧位向侧卧位转移 首先协助小儿完成双手抓双脚屈曲状态下从仰卧位翻向侧卧位的训练，再将其上肢摆放在平举或上举的位置，治疗师可用一手固定其一侧上肢，另一手拉着小儿的手向固定侧翻身，促通颈矫正反应。

2. 仰卧位到俯卧位转移 将小儿横放在楔形垫上，治疗师用玩具逗引其一侧上肢过中线抓玩具，利用楔形垫的倾斜面，完成翻身运动。

3. Bobath 球上翻身训练 治疗师可用一手固定其一侧下肢，另一手将小儿的一侧下肢屈曲并旋转，以此完成骨盆→肩胛带→头部为顺序的翻身。此方法也可在球上训练。

注意：①小儿上肢一定平举或上举，翻至俯卧位时不会将上肢压在腹部下面；②球上做此项训练时，若小儿头呈向后过伸展模式不可从仰卧位开始，可以从侧卧位至俯卧位进行训练。

（二）辅助下从仰卧位到坐起

1. 仰卧位拉起至坐位 小儿仰卧于楔型垫上，将其下肢外展外旋位分开，治疗师坐在对面压住小儿双下肢，握住小儿双手，嘱小儿用力拉起至坐位。此方法常用于腹肌力量弱及双下肢内收肌张力高的小儿。

2. 仰卧位侧方坐起 小儿仰卧于楔型垫上，治疗师位于其对面，左手将小儿右侧上肢外展位固定，右手拉小儿左侧上肢使其躯干向右侧回旋，诱发小儿完成右侧上肢由肩支撑到肘支撑再到手支撑的动作直至坐起。此方法常用于头部控制差、躯干回旋不充分、单侧上肢支撑能力差的小儿。

（三）从坐位至站立位之间转换

小儿端坐于木箱上，治疗师面向小儿，其双脚平放于地面上。治疗师双手按住小儿膝部，同时保持脊柱伸展，使其身体向前倾，重心移到足前掌部，膝关节超过足趾关节。当小儿臀部抬离木箱时，嘱其下肢用力站起。反之，站立位至坐位转换则顺序相反。痉挛型双瘫小儿上肢功能好于下肢，往往利用上肢辅助抓物完成站起，此方法可减少其上肢代偿。

（四）从跪位至站立位的转换

在双膝立位下，治疗师跪坐于其后方，引导小儿将重心转移到一侧下肢负荷体重，另一侧下肢（非支撑侧）向前迈出，形成单膝立位；再将身体重心转移到前方下肢，治疗师一手固定在前方下肢膝关节处，另一手扶持对侧骨盆，帮助小儿完成向立位的转移。

（五）脑瘫儿童的抱法

抱法的基本原则 保持良肢位：怀抱小儿时要注意抑制其异常姿势、保持良好姿势，头与躯干的对位对线，上肢的对称性。避免异常姿势反射。将小儿从床上抱起和放回床上的方法是否恰当与强化或抑制异常姿势反射有关。注意控制头部，头控制差而双手能抓握的小儿，可令其双手抓住抱者的衣服，环搭抱者的颈、肩部，并且不要把头控制差的小儿背在背后，这样会使他的头部后仰或倾倒。为了防止小儿丧失观察周围环境的机会，怀抱小儿时，应尽量避免其面部靠近抱者胸前。

抱法一 将小儿下肢分开，骑坐在前臂让双腿分开并外旋，双手抬起肩部使之内旋，从而控制肩部。此抱法适用于痉挛型脑瘫儿童。

抱法二 头部、躯干控制能力差儿童的抱姿：帮小儿呈对称姿势，使其髋、膝关节屈曲，头竖直，背部依靠在抱者胸前，躯干伸展。避免出现头过伸、躯干稳定性差和上肢非对称模式。此抱法常用于不随意运动型、共济失调型儿童。

【注意事项】

1. **独立转移** ①水平转移时，相互转移的两个平面之间的高度应尽可能相等；②相互转移的两个平面的物体应稳定；③相互转移的两个平面应尽可能靠近；④床垫和椅面应有一定的硬度；⑤应当教会患者利用体重转移；⑥转移时应注意安全；⑦患者学习独立转移的时机要适当；⑧有多种转移方法可供选择时，以最安全、最容易的方法为首选。

2. **辅助转移** ①辅助者与患者之间应互相信任；②辅助者应熟知患者病情；③转移前辅助者必须准备好必要的设施与空间；④辅助者需要相当的技巧而不能单独依靠体力；⑤辅助者必须穿防滑的鞋子或赤脚；⑥辅助者的指令应简单、明确；⑦转移过程中，辅助者应留意患者突然或不正常的动作，以避免意外发生；⑧随着患者功能的恢复，帮助应逐渐减少。

3. **被动转移** ①患者应放松自己，对帮助者要有信心；②搬运时患者应向前看，而不是向地板或向帮助者看；③搬运过程中患者应当保持转移开始的姿势，不再改变；④若搬运过程需要两个以上帮助者，则每一位都必须清楚地了解整个转移程序及方向；⑤利用机械搬运时，转移前应检查器械是否完全完好，并保证空间通畅，没有障碍；⑥转移时不能增加患者的痛苦，不能影响或加重病情。

【思考题】

1. 治疗师辅助偏瘫患者从坐位到站立位的操作方法。
2. 穿臂搬运法的操作方法。
3. 截瘫患者床与轮椅之间独立转移方法。
4. 脑瘫儿童抱法的基本操作方法。

（范艳萍）

实训三　肌肉牵伸技术

【目的与要求】

掌握：

1. 肌肉牵伸的种类、方法和作用。
2. 上肢、下肢和脊柱肌肉牵伸技术。
3. 肌肉牵伸的适应证和禁忌证以及注意事项。

熟悉：

1. 肌肉牵伸技术的定义和分类法。
2. 软组织挛缩的定义、原因及其类型。

了解：

1. 肌肉牵伸程序。
2. 软组织牵伸的解剖生理基础。

【实训组织运行要求】

演示性实训、操作性实训，共4学时，采用集中授课和学生自主训练相结合的教学模式。

【教具与设备】

PT训练床、PT凳、肋木、砂袋和矫正镜等。

【实训内容】

1. 上肢肌肉牵伸技术：肩部、肘部、腕部和手部肌肉。
2. 下肢肌肉牵伸技术：髋部、膝部、踝部和足部肌肉。
3. 脊柱肌肉牵伸技术：颈部和腰部肌肉。

【原理、方法和手段】

1. 实训原理　运用外力拉长短缩或挛缩的软组织，做关节活动范围内的轻微超过软组织阻力的运动，恢复关节周围软组织的伸展性、降低肌张力、改善关节活动范围。

2. 实训方法和手段　邀请同学当模特，实训老师演示上、下肢和脊柱等部位的肌肉牵伸技术，再结合临床病例讲述。具体包括：教师示范、学生分组训练、教师巡查并指导讲解、学生分组示范考核并作为实验考核成绩一部分。

【实训步骤】

适应证：各种原因导致的软组织挛缩、粘连或瘢痕形成，继发引起的关节活动范围降低和日常生活活动能力受限；预防由于制动、内外固定和失用等造成的肌力减弱以及相应组织短缩的发生。

禁忌证：关节内外组织有感染、结核和肿瘤等，特别是各种炎症急性期；新发生的骨折和软组织损伤；严重的骨质疏松；神经损伤或神经吻合术后 1 个月内；关节活动或肌肉被拉长时出现剧烈疼痛；骨性因素造成的关节活动受限；挛缩或软组织短缩已经造成关节僵硬，形成了不可逆性挛缩。

操作方法：肌肉牵伸技术包括徒手被动牵伸、器械牵伸和自我牵伸，鉴于教学时数，本次实训操作仅介绍徒手被动牵伸技术。

一、上肢肌肉牵伸技术

（一）肩部肌肉牵伸技术

1. 肩部前屈

患者体位：仰卧位，上肢前屈，屈肘，前臂及手放松。

治疗师手的位置：面向患者站在牵伸一侧。上方手从内侧握住肘关节 / 肱骨远端的后方，下方手放在肩胛骨腋缘固定肩胛骨。

牵伸手法：上方手将肱骨被动前屈到最大范围，以拉长肩后伸肌群，牵拉大圆肌，或者固定胸椎或骨盆上部以牵拉背阔肌。上方的手将移动患者肱骨被动前屈至肩完全屈曲的最大范围，以牵拉肩关节后伸肌群。

2. 肩部后伸

患者体位：俯卧位，上肢放在体侧，前臂及手放松。

治疗师手的位置；面向患者站在牵伸一侧，上方手放在肩胛骨上固定肩胛骨，下方手从掌侧握住肘关节。

牵伸手法：下方的手从掌侧托起肱骨远端，将肱骨被动后伸至最大范围，以拉长肩前屈肌群，注意固定好肩胛骨后部并防止代偿运动。

3. 肩部外展

患者体位：仰卧位，肩外展，屈肘 90°。

治疗师手的位置：面向患者站在牵伸侧，上方手托住肘部，下方手放在腋下。

牵伸手法：上方手将肱骨被动外展至最大范围，以牵伸肩内收肌群，并托住肱骨远端；下方手固定肩胛骨的腋侧缘，移动患者肱骨被动外展至肩外展的最大范围，以牵拉肩内收肌群。

4. 肩部的内旋

患者体位：仰卧位，外展患者肩关节至一舒服的位置（起始的 30°或 45°）或肩关节稳定在外展 90°，屈肘 90°。

治疗师手的位置：面向患者的足，站在牵伸一侧。内侧手握住肱骨远端，外侧手握住前臂远端。

牵伸手法：外侧手移动前臂使肩关节内旋，将前臂向床面被动运动至最大范围，充分拉长肩关节外旋肌群。

5. 肩关节外旋

患者体位：仰卧位，外展患者肩关节至一舒服的位置（30° ~ 45°），如果肩关节稳定则外展至 90°，屈肘 90°。

治疗师手的位置：面向患者站在牵伸的一侧，外侧手握住肱骨远端，内侧手握住前臂远端。

牵伸手法：内侧手移动前臂使肩关节外旋，将前臂向床面被动运动至最大范围，充分拉长肩关节内旋肌群。

6. 肩关节水平外展

患者体位：仰卧位，患侧肩部需位于床沿，肩关节外展 60° ~ 90°。

治疗师手的位置：面向患者站在牵伸一侧。内侧手握住肱骨远端，外侧手握住前臂远端掌侧。

牵伸手法：双手移动患者上肢向地面方向被动运动（肩关节完全水平外展）至最大范围，以牵伸肩关节水平内收肌 - 胸肌。

（二）肘部肌肉牵伸技术

1. 肘关节伸直

患者体位：仰卧位，上肢稍外展。

治疗师手的位置：面向患者头部站在牵伸一侧，内侧手放在肱骨近端，外侧手握住前臂远端掌侧。固定患者肩胛骨和肱骨近端的前部。

牵伸手法：外侧手被动牵伸肘关节至最大范围，以牵拉屈肘肌群。

2. 肘关节屈曲

患者体位：仰卧位，上肢稍外展。

治疗师手的位置：面向患者站在牵伸一侧，上方手握住前臂远端掌侧，下方手托住肘部，注意固定好肱骨。

牵伸手法：上方的手被动屈曲肘关节至最大范围，以牵拉伸肘肌群。

3. 前臂旋前和旋后

患者体位：仰卧位或坐位，屈肘 90°，患者肱骨放于桌面上屈肘 90°。

治疗师手的位置：面向患者站在牵伸侧。上方手握住前臂远端掌侧，下方手握住肘关节固定肱骨。

牵伸手法：上方手握住前臂远端掌侧，做旋前或旋后至最大的活动范围。牵伸时，桡骨围绕尺骨旋转。固定肱骨以防止肩关节内、外旋代偿运动，牵伸的力量使桡骨围绕尺骨旋转。

（三）腕部肌肉牵伸技术

1. 腕关节伸展

患者体位：患者坐在桌旁。前臂旋前使掌心向下，或使前臂处于中立位放在桌上，并垫一个枕头，腕伸出桌沿，手指放松。

治疗师手的位置：治疗师坐在牵伸一侧，一手握住患者前臂远端固定，另一手握住患者的手掌。

牵伸手法：牵拉腕屈肌，使被动伸腕至最大范围。允许手指被动屈曲。

2. 腕关节屈曲

患者体位：仰卧位或坐在治疗床旁。上肢放在治疗床上，屈肘 90°，前臂旋后或中立位，手指放松。

治疗师手的位置：站在牵伸侧，一手握住患者前臂远端固定，另一手握住患者手掌背面。

牵伸手法： 屈曲患者腕部，并允许手指自然伸直，使被动屈腕至最大范围。进一步牵拉腕伸肌，将患者肘关节伸直。

3. 手腕桡侧偏

患者体位： 患者取坐位，前臂支持于治疗台上。

治疗师手的位置： 取坐位，上方手握住患者前臂的远端，下方手握住患者第五掌骨。

牵伸手法： 上方手固定患者前臂的远端，下方手向桡侧偏，以牵伸尺侧肌群。

4. 手腕尺侧偏

患者体位： 患者取坐位，前臂支持于治疗台上。

治疗师手的位置： 取坐位，上方手握住患者前臂的远端，下方手握住患者第二掌骨。

牵伸手法： 上方手固定患者前臂的远端，下方手向尺侧偏，以牵伸桡侧肌群。

二、下肢肌肉牵伸技术

（一）髋部肌肉牵伸技术

1. 屈膝时屈髋

患者体位： 仰卧位，下肢稍屈髋屈膝。

治疗师手的位置： 面向患者站在被牵伸患侧，远端手握住患者足跟，近端手托住患肢股骨远端。

牵伸手法： 双手托起患侧下肢，使同时被动屈曲髋关节和膝关节至最大范围。在牵伸过程中固定非牵拉侧股骨，阻止骨盆向后方倾斜移动患者的臀部和膝部，使其充分屈曲以达到牵拉髋关节的伸肌群。

2. 伸膝时屈髋

患者体位： 仰卧位，健侧下肢伸直，患肢放在治疗师肩上。

治疗师手的位置： 治疗师面向患者头部站在患侧，靠近患侧的肩部支撑患侧下肢，一手放在股骨远端以固定骨盆和股骨。

牵伸手法： 保持患肢膝关节充分的伸展，另一手或另一个人帮助，沿大腿的前面固定对侧的下肢在膝0°伸展位，髋关节中立位，同时尽量屈曲牵伸侧髋关节至最大范围。

3. 髋关节后伸

患者体位： 俯卧位，牵伸侧下肢稍屈膝，非牵伸侧下肢伸膝。

治疗师手的位置： 面向患者站在非牵伸侧，上方的手放在患者臀部固定骨盆，防止骨盆运动；下方的手放在患者股骨远端托住大腿。

牵伸手法： 下方的手托起大腿离开治疗床面进行牵拉，后伸髋关节至最大范围。

4. 伸髋伴屈膝

患者体位： 俯卧位，牵伸侧下肢稍屈膝，非牵伸侧下肢伸膝。

治疗师手的位置： 保持髋关节完全伸直，另一只手握住患者胫骨远端并逐渐尽可能多的屈膝不要使髋外展或旋转，使股直肌得到最大的牵伸。

5. 髋关节外展

患者体位： 仰卧位，下肢伸直。

治疗师手的位置： 面向患者站在牵伸一侧，上方手放在患者对侧大腿内侧，下方手从患者腘窝下托住牵伸侧大腿。

牵伸手法： 上方手用上臂和前臂支撑患者大腿的远端，并按压对侧前髂嵴或保持对侧下肢轻度外展来固定骨盆。尽可能外展髋关节至最大范围，以牵拉内收肌。

6. 髋关节内收

患者体位：侧卧位于床边，牵伸侧在上面的腿伸髋，非牵伸侧下面的腿屈髋屈膝 90°。

治疗师手的位置：立于患者背后，上方手置患者髂嵴上固定骨盆，下方手按在患者牵伸侧股骨远端的外侧。

牵伸手法：上方手按压髂嵴固定骨盆，屈膝、伸髋至中立位或轻度髋后伸位，轻度向上方牵伸。让患者的髋部利用重力内收，或治疗师下方的手外加一定的压力至大腿远端的外侧面以增强内收髋关节。

7. 髋关节外旋

患者体位：患者俯卧，伸髋屈膝 90°。

治疗师手的位置：面向患者站在牵伸一侧，上方手按压于患者臀部固定骨盆，下方手握住患者小腿远端外踝处。

牵伸手法：上方手固定骨盆，下方手将小腿向内转至髋部外旋最大范围，以牵拉髋内旋肌群。

8. 髋关节内旋

患者体位：患者俯卧位，牵伸侧下肢伸髋屈膝 90°，非牵伸侧下肢伸直。

治疗师手的位置：面向患者站在牵伸侧，上方手放在患者臀部固定骨盆，下方手握住患者小腿远端外踝处。

牵伸手法：上方手固定骨盆，下方手将小腿向内转至最大范围，以牵拉股外旋肌群。

（二）膝部肌肉牵伸技术

1. 膝关节屈曲

患者体位：取俯卧位。牵伸侧下肢屈膝于床边，在大腿下垫一软枕，防止牵伸时髂前上棘和髌骨被挤压，非牵伸侧下肢伸直。

治疗师手的位置：面向患者站在牵伸一侧，上方手放在患者臀部固定骨盆，下方手握住患者小腿远端内外踝处。

牵伸手法：上方手在臀部固定骨盆，下方手被动屈膝至最大范围，以牵拉膝部伸肌群。

2. 膝关节伸直

患者体位：俯卧位，下肢伸直，在大腿远端、髌骨前面放一毛巾卷，以减少患者髌骨挤压等不适。

治疗师手的位置：面向患者足部，站在牵伸一侧。上方手放在患者大腿后方，下方手握住患者小腿远端内外踝处。

牵伸手法：上方手固定股骨和骨盆，防止髋关节在牵伸过程中屈曲，下方手将小腿缓慢地向下压至最大伸膝范围，以牵拉膝关节屈肌群。

（三）踝部肌肉牵伸技术

1. 踝关节背伸

患者体位：仰卧位，膝关节伸直。

治疗师手的位置：站立于牵伸下肢的外侧。上方手握住患者内外踝处固定小腿，下方手握住患者足跟，前臂掌侧抵住足底，使距腓关节在中立位。

牵伸手法：下方手一方面用拇指和其他手指向远端牵拉足跟，背屈踝关节中的距踝关节；另一方面用前臂向近端运动，并轻轻加压力于近侧的跖骨，以牵拉腓肠肌，使踝背伸至最大的活动范围。

2. 踝关节跖屈

患者体位： 坐位或者仰卧位。

治疗师手的位置： 站在牵伸侧下肢外侧。上方手托住患者踝关节的后部固定小腿，下方手握住患者足背。

牵伸手法： 下方手用力向下活动足至最大跖屈活动范围，使踝被动跖屈。

3. 踝关节内翻

患者体位： 仰卧位，下肢伸直。

治疗师手的位置： 站立或坐位于牵伸下肢的外侧。上方手握住患者内外踝下方的距骨处，下方手握住患者足跟。

牵伸手法： 上方手固定胫骨远端，下方手将足跟向内转动，牵伸腓侧肌群，使足内翻达到最大的活动范围。

4. 踝关节外翻

患者体位： 仰卧位，下肢伸直。

治疗师手的位置： 站立或坐位于牵伸下肢的外侧。上方手握住患者内外踝下方的距骨处，下方手握住患者足背。

牵伸手法： 上方手固定胫骨远端，下方手握住足的背面，跖屈、足外翻牵伸胫骨前肌，使足外翻踝关节达到最大的活动范围。如果牵伸胫骨后肌，上方手固定胫骨远端，下方手握住足底部，背屈、足外翻牵伸胫骨后肌，在肌腱拉力的反方向上调整运动和力量，使足外翻踝关节达到最大的活动范围。

三、脊柱肌肉牵伸技术

（一）颈部肌肉牵伸技术

1. 颈椎前屈

患者体位： 坐位。

治疗师手的位置： 站立位。上方手放于患者顶枕部，下方手放于上段胸椎部位。

牵伸手法： 下方手固定脊柱；上方手放置于头部，轻柔的向下压颈部伸肌群，使颈部屈曲达到最大的活动范围。

2. 颈椎后伸

患者体位： 坐位。

治疗师手的位置： 站立位。上方手放于患者前额部，下方手放于上段胸椎部位。

牵伸手法： 下方手固定脊柱；上方手在前额部轻柔的向后推，牵拉屈颈肌群，使颈部后伸达到最大的活动范围。

3. 颈椎侧屈

患者体位： 坐位。

治疗师手的位置： 站立位。上方手放于牵拉侧的颞部，下方手放于同侧的肩部。

牵伸手法： 下方手固定牵拉侧肩部，防止肩关节代偿运动；上方手轻缓地推动患者头部向对侧，以牵拉对侧颈侧屈肌，使颈部侧屈运动达到最大的活动范围。

（二）腰部肌肉牵伸技术

1. 腰椎后伸

患者体位：站立位，头部慢慢地靠在治疗师的肩膀上。

治疗师手的位置：站立位。上方手放于胸骨前，下方手放于腰骶部。

牵伸手法：下方手固定腰骶部；上方手在胸前轻轻向后推，牵拉腰屈肌群，使腰椎后伸达到最大的活动范围。

2. 腰椎前屈

患者体位：站立位。

治疗师手的位置：站立位。上方手放于胸椎背部，下方手放于腰骶部。

牵伸手法：下方手固定腰骶部；上方手在胸背部，轻轻向下压，牵拉腰椎伸肌群，使腰椎前屈达到最大的活动范围。老年人骨质疏松的患者应特别注意，低强度、动作缓慢地进行牵伸，避免动作太大导致椎体压缩性骨折的发生。

3. 腰椎侧屈

患者体位：站立位。

治疗师手的位置：站立位。上方手放于牵拉侧肩膀，下方手放于非牵拉侧髂部。

牵伸手法：下方手固定腰骶部；上方手在肩部轻轻向对侧推，牵拉对侧屈腰肌群，使腰椎侧屈达到最大的活动范围。

【注意事项】

1. 对拟牵伸的肌肉进行功能评估，明确牵伸和限制的肌肉和关节，充分地固定好近端，牵伸动作宜缓慢可控制。

2. 详细介绍病情，取得患者的理解和配合，使被牵伸部位放松；治疗后密切观察患者的反应，一般肌肉酸痛不能持续超过 24 小时，否则需要调整牵伸参数。

3. 为避免牵伸中挤压关节，可对关节先稍加分离牵引力，力度要求适中、缓慢、持久，这样既能使软组织产生张力，又不会引起或加重疼痛。治疗中，要避免跳跃性牵伸，尤其在关节活动末端应避免弹动关节，因为这样可以刺激被牵伸肌肉的牵张反射，反射性引起收缩，影响牵伸效果。

4. 避免过度牵伸已长时间制动或不活动的组织，特别是大强度、短时间的牵伸比小强度、长时间的牵伸更容易损伤软组织，造成关节不稳定。而关节不稳定又会加剧疼痛，增加了骨骼肌再次损伤的风险。另外，应注意避免牵伸已出现水肿的组织和过度牵伸肌力较弱的肌肉。

【思考题】

1. 肌肉牵伸技术的适应证和禁忌证。

2. 肌肉牵伸技术的临床作用。

3. 通过实训操作，谈谈你对肌肉牵伸技术的认识。

（陈和木）

实训四　关节松动技术

【目的与要求】

掌握：

1. 关节松动技术的概念和治疗作用。
2. 关节松动技术的手法等级。
3. 关节松动技术的适应证和禁忌证。

熟悉：

1. 关节松动技术操作的基本运动类型。
2. 关节松动技术临床操作程序。
3. 脊柱关节松动技术。
4. 四肢关节松动技术。

【实训组织运行要求】

演示性实训、操作性实训，共 4 学时，以集中授课形式和学生自主训练的开放模式相结合的教学。

【教具与设备】

治疗床、PT 凳、枕头若干等。

【实训内容】

1. 关节松动技术手法分级。
2. 各级手法的具体操作方法。
3. 脊柱关节松动技术。
4. 上下肢关节松动技术。
5. 以疼痛导致肩关节活动受限的患者为例，演示关节松动的操作流程及方法。

【原理、方法和手段】

1. **实训原理**　以关节的生理运动和附属运动为基本类型，利用不同级别的手法操作在关节的活动范围内作被动活动，可达到缓解疼痛、改善关节活动范围、增加本体反馈等治疗作用。

2. **实训方法和手段**　讲授内容采用多媒体教学、激光笔和 U 盘等教具，以实际操作并结合病例讲述。包括教师示范、学生分组训练、教师组间巡查并指导讲解、学生示范。

【实训步骤】

一、关节松动技术的手法分级

Ⅰ级：治疗师在关节活动允许范围内的起始端，小范围、节律性地来回推动关节。

Ⅱ级：治疗师在关节活动允许范围内，大范围、节律性地来回推动关节，但不接触关节活动的起始端和终末端。

Ⅲ级：治疗师在关节活动允许范围内，大范围、节律性地来回推动关节，每次均接触到关节活动的终末端，并能感觉到关节周围软组织的紧张。

Ⅳ级：治疗师在关节活动的终末端，小范围、节律性地来回推动关节，每次均接触到关节活动的终末端，并能感觉到关节周围软组织的紧张（图 4-1）。

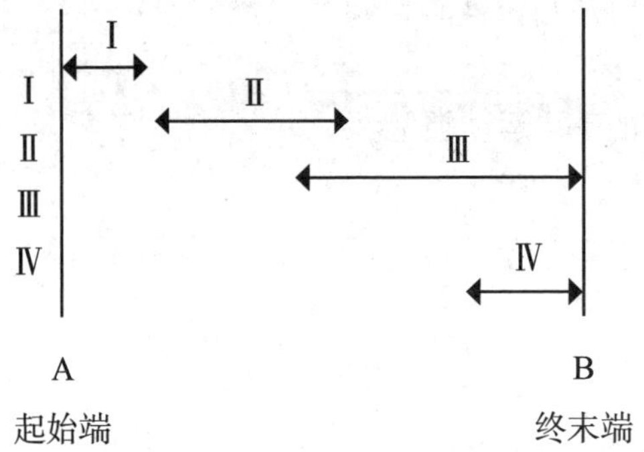

图 4-1 关节松动技术的分级

二、关节松动的适应证和禁忌证

适应证：任何由于力学因素（非神经性）引起的关节功能障碍，包括关节疼痛、肌肉紧张；可逆性关节活动降低；进行性关节活动受限；功能性关节制动。对进行性关节活动受限和功能性关节制动，关节松动技术的主要作用是维持现有的活动范围，延缓病情发展，预防因不活动引起的其他不良影响。

禁忌证：关节活动已经过度、外伤或疾病引起的关节肿胀（渗出增加）、关节的急性炎症、恶性疾病以及未愈合的骨折。

三、脊柱关节松动的操作方法

（一）颈椎关节

1. 分离牵引

作用：颈椎的一般松动，缓解疼痛。

患者体位：去枕仰卧位，头部伸出治疗床外，枕在治疗师的手掌上，颈部中立位。

治疗师位置及操作手法：面向患者头部位，一手托住患者头后部，另一手放在下颌处，双手将头部沿长轴纵向牵拉，持续约 15 秒，然后放松还原。重复 3 次。颈椎上段病变在颈部中立位牵引，中下段病变在头前屈 10°～15°位牵引。

2. 旋转摆动

作用：增加颈椎旋转的活动范围。

患者体位：同分离牵引。

治疗师位置及操作手法：治疗师位置同分离牵引。向左旋转时，治疗师右手放在患者枕部托住其头部，左手放在其下颌，双手同时使头部向左缓慢转动。向右旋转时手法操作相反。

3. 侧屈摆动

作用：增加颈椎侧屈的活动范围。

患者体位：同分离牵引。

治疗师位置及操作手法：治疗师位置同上。向右侧屈时，治疗师的右手放在患者的枕后部，示指和中指放在患者颈椎左侧拟发生侧屈运动的相邻椎体横突上，左手托住患者下颌。操作时治疗师上身稍微向左转动，使颈椎向右侧屈，向左侧屈时手法操作相反。

4. 后伸摆动

作用：增加颈椎屈、伸的活动范围。

患者体位：同分离牵引。

治疗师位置及操作手法：坐位，大腿支撑患者头后部。双手放在颈部两侧向上提，使颈椎被动后伸。

5. 垂直按压棘突

作用：增加颈椎屈、伸的活动范围。

患者体位：去枕俯卧位，双手五指交叉，掌心向上放在前额处，下颌稍内收。

治疗师位置及操作手法：治疗师位置同上，双手拇指指尖相对放在同一椎体的棘突上，将棘突向腹侧垂直推动。C_2 和 C_7 的棘突在体表比较容易摸到，操作时可以 C_2 或 C_7 的棘突为标准，依次向下（从 C_2 开始）或向上（从 C_7 开始）移动。

6. 垂直按压横突

作用：增加颈椎旋转的活动范围。

患者体位：同垂直按压棘突。

治疗师位置及操作手法：治疗师位置同上。双手拇指放在同一椎体的一侧横突上，拇指指背相接触，将横突垂直向腹侧推动。可以双手拇指同时推动，或内侧手拇指固定，外侧手推动。如果局部疼痛明显，外侧手的拇指可以靠近横突尖；如果关节僵硬明显，外侧手的拇指可以靠近横突根部。

（二）腰椎关节

1. 垂直按压棘突

作用：增加腰椎屈、伸活动范围。

患者体位：去枕俯卧位，腹部可以垫一小枕，使腰椎生理性前屈变平，上肢放在体侧或垂于治疗床沿两侧，头转向一侧。

治疗师位置及操作手法：治疗师站在患侧，下方手掌根部（相当于豌豆骨处）放在拟松动的棘突上，五指稍屈曲，上方手放在下方手腕背部。双手固定，上身前倾，借助上肢力量将棘突垂直向腹侧按压。

2. 侧方推棘突

作用：增加腰椎旋转活动范围。

患者体位：同垂直按压棘突。

治疗师位置及操作手法：治疗师站在患侧，双手拇指分别放在相邻棘突一侧，指腹接触棘突，拇指尖相对或拇指相互重叠，其余四指自然分开放在腰部。双手固定，上身前倾，借助上肢力量将棘突向对侧推动。

3. 垂直按压横突

作用：增加腰椎侧屈及旋转活动范围。

患者体位：同垂直按压棘突。

治疗师位置及操作手法：治疗师站在患侧，双手拇指放在拟松动腰椎的一侧横突上，指背相接触或拇指重叠。双手固定，上身前倾，借助上肢力量将横突向腹侧推动。如果疼痛明显，拇指移向横突尖部；如果僵硬明显，拇指移向横突根部。

四、上肢关节松动的操作方法

（一）肩部关节

1. 分离牵引

作用：一般松动，缓解疼痛。

患者体位：仰卧位，上肢处于休息位，肩外展约50°，前臂中立位。

治疗师位置及操作手法：治疗师站在患者躯干及外展上肢之间，外侧手托住上臂远端及肘部，内侧手四指放在腋窝下肱骨头内侧，拇指放在腋前。内侧手向外侧持续推肱骨约10秒，然后放松，操作中要保持分离牵引力与关节盂的治疗平面相垂直。

2. 长轴牵引

作用：一般松动，缓解疼痛。

患者体位：仰卧位，上肢稍外展。

治疗师位置及操作手法：治疗师站在患者躯干及外展上肢之间，外侧手握住肱骨远端，内侧手放在腋窝，拇指在腋前。外侧手向足的方向持续牵拉肱骨约10秒，使肱骨在关节盂内滑动，然后放松，操作中要保持牵引力与肱骨长轴平行。

3. 上下滑动

作用：一般松动，缓解疼痛。

患者体位：仰卧位，上肢稍外展。

治疗师位置及操作手法：此手法是上述1和2手法的结合。治疗师站在躯干一侧，双手分别握住肱骨近端的内外侧。内侧手稍向外做分离牵引，同时，外侧手将肱骨上下推动。

4. 外展向足侧滑动

作用：增加肩外展活动范围。

患者体位：仰卧位，上肢外展90°，屈肘约70°，前臂旋前放在治疗师前臂内侧。

治疗师位置及操作手法：治疗师坐在患者外展肩的外侧，外侧手握住肘关节内侧，内侧手虎口放在肱骨近端外侧，四指向下。外侧手稍向外牵引，内侧手向足的方向推动肱骨。

当患者关节疼痛剧烈或明显僵硬，上肢不能外展，可让患者仰卧位，上肢放于体侧或外展至最大范围，肘关节伸、屈均可；治疗师站在患肩床头，双手拇指放在肩峰下肱骨头上，其余四指自然分开放在两侧。双手固定不动，向足的方向推动肱骨。

5. 前向后滑动

作用：增加肩前屈和内旋活动范围。

患者体位：仰卧位，上肢处于休息位。

治疗师位置及操作手法：治疗师站在患侧肩关节的外侧，上方手的手掌放在肱骨头上，下方手放在肱骨远端内侧，稍稍将肱骨托起，上方手将肱骨的近段由前向后推动。如果关节疼痛明显（如急性期），治疗师可以将双手拇指放在肱骨头上，由前向后推动肱骨头。

6. 后向前滑动

作用：增加肩后伸和外旋活动范围。

患者体位：俯卧位，患侧肩关节放在治疗床边缘，肩前方垫一毛巾，上肢外展，上臂放在治疗师内侧大腿上。

治疗师位置及操作手法：治疗师站在外展的上肢与躯干之间，内侧手放在肱骨近端后面，外侧手放在肱骨远端前面。外侧手固定，内侧手将肱骨向前推动。

（二）肘部关节

1. 肱尺关节

（1）分离牵引

作用：增加屈肘活动范围。

患者体位：仰卧位，屈肘至最大范围，前臂旋后。

治疗师位置及操作手法：站在患侧，上方手放在肘窝，手掌接触前臂近端，掌根靠近尺侧，下方手握住前臂远端和腕部背面尺侧。下方手固定，上方手向足的方向推动尺骨。

（2）长轴牵引

作用：增加屈肘活动范围。

患者体位：仰卧位，肩稍外展，肘关节伸到最大范围，前臂旋前。

治疗师位置及操作手法：站在患侧，内侧手握住肱骨远端内侧，外侧手握住前臂远端尺侧。内侧手固定，外侧手沿着长轴牵引尺骨。

2. 肱桡关节

（1）分离牵引

作用：增加肱桡关节的活动范围，增加屈肘和伸肘的活动范围。

患者体位：仰卧位或坐位，肩外展，屈肘，前臂中立位。

治疗师位置及操作手法：站或坐在患侧，上方手抓住肱骨的远端，下方手握住前臂近端的尺侧。上方手固定，下方手向外侧推动桡骨，做肱桡关节分离的动作。

（2）长轴牵引

作用：增加肱桡关节的活动范围，增加屈肘和伸肘的活动范围。

患者体位：仰卧位，肩外展，肘关节在伸肘活动受限处，前臂旋后。

治疗师位置及操作手法：站在外展上肢及躯干之间，内侧手握住肱骨远端，外侧手握住前臂远端桡侧。内侧手固定，外侧手沿桡骨长轴向远端牵拉。

3. 桡尺近端关节

（1）长轴牵引

作用：一般松动。

患者体位：仰卧位，伸肘，前臂旋后。

治疗师位置及操作手法：站或坐在患侧，双手分别握住桡骨或尺骨的远端。一侧手固定，一侧手将桡骨或尺骨沿长轴牵引。

（2）前向后滑动

作用： 增加前臂旋前的活动范围。

患者体位： 仰卧位或坐位，伸肘，前臂旋后。

治疗师位置及操作手法： 面向患者站或坐，双手分别握住桡骨和尺骨的近端，拇指在上，四指在下。一侧手固定尺骨，一侧手向背侧推动桡骨。

（三）腕部关节松动手法

1. 桡尺远端关节

（1）前向后滑动

作用： 增加前臂旋前活动范围。

患者体位： 仰卧位或坐位，前臂旋后。

治疗师位置及操作手法： 站或坐在患侧，双手分别握住桡骨和尺骨的远端，拇指在掌侧，其余四指在背侧。握住尺侧的手固定，握住桡侧手的拇指将桡骨远端向背侧推动。如果关节僵硬比较明显，可以改拇指为鱼际推动桡骨。

（2）后向前滑动

作用： 增加前臂旋后活动范围。

患者体位： 仰卧位或坐位，前臂旋前。

治疗师位置及操作手法： 双手分别握住桡骨和尺骨远端，拇指在背侧，其余四指在掌侧。桡侧手固定，尺侧手拇指将尺骨远端向掌侧推动。如果关节僵硬比较明显，可以把拇指改为用鱼际推动尺骨。

2. 桡腕关节

（1）分离牵引

作用： 一般松动，缓解疼痛。

患者体位： 坐位，前臂旋前放在治疗床或治疗台上，腕关节中立位伸出床沿或桌沿。前臂下可垫一毛巾卷。

治疗师位置及操作手法： 一手握住前臂远端固定，另一手握住腕关节的近排腕骨处并向远端牵拉腕骨。

（2）前向后滑动

作用： 增加屈腕活动范围。

患者体位： 仰卧位或坐位，前臂和腕关节中立位。

治疗师位置及操作手法： 一手握住手背近排腕骨处固定，另一手握住前臂远端桡侧，并向背侧推桡骨。

（3）后向前滑动

作用： 增加伸腕活动范围。

患者体位： 坐位或仰卧位，屈肘 90°，前臂和腕关节中立位。

治疗师位置及操作手法： 一侧手握住近排腕骨掌侧固定，另一侧手握住前臂远端桡侧背面，并向掌侧推动桡骨。

五、下肢关节松动

（一）髋部关节

1. 长轴牵引

作用：一般松动，缓解疼痛。

患者体位：仰卧位，下肢中立位，双手抓住床头，以固定身体。

治疗师位置及操作手法：面向患者站立于患侧，双手握住大腿远端，将小腿夹在内侧上肢与躯干之间。双手同时用力，身体向后倾，将股骨沿长轴向足部方向牵拉。

2. 离牵引

作用：一般松动，缓解疼痛。

患者体位：仰卧位，患侧屈髋 90°，屈膝并将小腿放在治疗师的肩上，对侧下肢伸直。双手抓住床头，以固定身体。

治疗师位置及操作手法：面向患者站立于患侧，上身稍向前弯曲，肩部放在患腿的小腿下，双手五指交叉抱住大腿近端。上身后倾，双手同时用力将股骨向足部方向牵拉。

注意：治疗中保持患侧髋关节屈曲 90°。

3. 前后向滑动

作用：增加屈髋和外旋髋活动范围。

患者体位：仰卧位，患侧下肢稍外展。

治疗师位置及操作手法：面向患者站在患侧，上方手掌放在大腿近端前外侧，下方手放在腘窝内侧。下方手将大腿稍托起，上方手不动，借助身体及上肢力量将股骨向背侧推动。

4. 后前向滑动

作用：增加髋后伸及内旋活动范围。

患者体位：俯卧位，健侧下肢伸直，患侧下肢屈膝。

治疗师位置及操作手法：面向患者患侧站立，上方手放在大腿近端后面，下方手托住膝部和大腿远端。下方手稍向上抬起，上方手固定，上身稍前倾，借助上肢力量将股骨向腹侧推动。

（二）膝部关节

1. 股胫关节

（1）长轴牵引

作用：一般松动，缓解疼痛。

患者体位：坐在治疗床上，患侧屈膝垂于床沿，腘窝下可垫一毛巾卷，身体稍后倾，双手在床上支撑。

治疗师位置及操作手法：侧向患者下蹲或坐在低治疗凳上，双手握住小腿远端。双手固定，将小腿向足端牵拉。

（2）前后向滑动

作用：增加膝关节伸的活动范围。

此手法可以采用以下两种方法。

1）患者仰卧位，下肢伸直，患侧腘窝下垫一毛巾卷。治疗师面向患者站立，上方手放在大腿远端的前面，下方手放在小腿近端前面，虎口位于胫骨结节稍上方。上方手固定，上身前倾，借助身体及上肢力量将胫骨向背侧推动。

2）患者坐位，患侧下肢屈膝，腘窝下垫一毛巾卷。治疗师面向患者坐位，一手虎口或掌根部放在小腿近端大约胫骨结节处，一手握住小腿远端，将胫骨近端向背侧推动。

（3）后前向滑动

作用：增加膝关节屈曲活动范围。

患者体位：仰卧位，患侧下肢屈髋，屈膝，足平放床上，健侧下肢伸直。

治疗师位置及操作手法：坐在治疗床一侧，大腿压住患者足部，双手握住小腿近端，拇指放在髌骨下缘，四指放在腘窝后方。双手固定，身体后倾，将胫骨向前拉动。

（4）侧方滑动

作用：增加膝关节活动范围。

患者体位：仰卧位，下肢伸直。

治疗师位置及操作手法：站立于患侧，双手将下肢托起，内侧手放在小腿近端内侧，外侧手放在大腿远端外侧，将小腿夹在内侧前臂与躯干之间。外侧手固定，内侧手将胫骨向外侧推动。

2. 髌骨关节

（1）分离牵引

作用：一般松动，增加髌骨活动范围。

患者体位：仰卧位，稍屈膝，可以在腘窝下垫一毛巾卷。

治疗师位置及操作手法：面向患者站立于患侧，双手拇指与示指分别放在髌骨两侧。双手握住髌骨，同时向上抬动。

（2）侧方滑动

作用：一般松动，增加髌骨活动范围。

患者体位：仰卧位，稍屈膝，可以在腘窝下垫一毛巾卷。

治疗师位置及操作手法：站在患侧膝关节外侧。双手拇指放在髌骨外侧，示指放外在对侧。双手固定，同时将髌骨向外侧或内侧推动。

（3）上下滑动

作用：向上（头部方向）滑动时，增加伸膝活动范围；向下（足部方向）滑动时，增加屈膝活动范围。

患者体位：仰卧位，稍屈膝，可以在腘窝下垫一毛巾卷。

治疗师位置及操作手法：面向患者站立于患侧。向下滑动时，双手拇指放在髌骨上端，其余四指放在髌骨两侧。向上滑动时，双手拇指放在髌骨下端，其余四指放在髌骨两侧。双手同时用力将髌骨向上或向下推动。

如果髌骨活动明显受限，可以将一侧手的虎口或掌根放在髌骨的上端（向下滑动）或下端（向上滑动），另一侧手虎口放在髌骨的下方（向下滑动）或上方（向上滑动）操作。

（三）踝部关节

胫距关节

（1）分离牵引

作用：一般松动，缓解疼痛。

操作时可以采用以下手法。

1）患者俯卧位，患侧下肢屈膝90°，踝关节放松。治疗师位置面向患者站在患侧，双手握住内外踝远端，相当于距骨处。也可用一侧下肢屈膝压住患者大腿后面固定。双手同时向上用力牵引。

2）患者仰卧位，下肢伸直，踝关节伸出床沿外。治疗师面向患者站在或坐在床尾，双手握住足背近端，借助上肢力量将足向远端牵引。

（2）前后向滑动

作用：增加踝关节背伸活动范围。

操作时可以采用以下手法。

1）患者俯卧位，患侧下肢屈膝 90°，踝关节稍跖屈。治疗师面向患者站立，下方手放在距骨前面，上方手放在内、外踝后方。上方手固定，下方手将距骨向后推动。

2）患者仰卧位，下肢伸直，踝关节伸出治疗床外。治疗师面向患者站在床尾，上方手握住内、外踝前方，下方手握住距骨前面，拇指在外侧，四指在内侧。上方手固定，下方手借助上肢力量将距骨向后推动。

（3）后向前滑动

作用：增加踝关节跖屈活动范围。

操作时可以采用以下手法。

1）患者俯卧位，患侧下肢屈膝 90°，踝关节放松。治疗师面向患者站立，上方手虎口放在距骨后面，下方手虎口放在内、外踝前面。下方手固定，上方手将距骨向前推动。

2）患者俯卧位，踝关节伸出治疗床外，小腿前面垫一毛巾卷。治疗师面向患者站在床尾，上方手握住内、外踝后面，下方手虎口放在距骨后面。上方手固定，下方手借助上肢力量将距骨向前推动。

3）患者仰卧位，下肢伸直。治疗师面向患者站立，上方手握住内、外踝前面，下方手托住跟骨。下方手固定，上方手借助上肢力量将内、外踝向后推动。

【注意事项】

1. 操作者位置及患者体位的摆放。
2. 治疗前应对患者关节先具体评估，不同程度的关节活动受限应采取不同等级的手法操作。
3. 治疗时注意手法操作的运动方向、幅度和强度，并观察患者治疗反应，及时调整。

【思考题】

1. 关节松动技术的适应证和禁忌证。
2. 关节松动技术与我国传统医学手法的区别。

（燕铁斌）

实训五　肌力训练技术

一、肌力训练

【目的与要求】

掌握：徒手肌力训练常规步骤和操作方法。

熟悉：上肢、下肢、躯干肌力训练的原理和肌力减退的原因。

了解：肌力训练的分类和注意事项。

【实训组织运行要求】

演示性实训、操作性实训，共 2 学时，以集中授课和学生参与的形式进行教学。

【教具与设备】

手法床，毛巾卷，悬吊系统、斜面等。

【实训内容】

1. 上肢肌力训练操作的一般步骤和方法。
2. 下肢肌力训练操作的一般步骤和方法。
3. 躯干肌力训练操作的一般步骤和方法。

【原理和方法和手段】

1. 实训原理

（1）抗阻原则：阻力主要源自抵抗自重、外加阻力等。当肌力在 3 级以上时，应考虑采用抗阻训练的方法。

（2）超量恢复：是指肌肉经过适宜强度的训练后，产生适度的疲劳。肌肉先经过能量消耗、疲劳恢复，然后达到超量恢复。下一次训练应在前一次的超量恢复阶段进行，就能以前一次超量恢复阶段的各物质水平为起点，起到巩固和叠加的作用，逐步实现肌力的提升。

（3）适度疲劳和适宜频度：如果无明显的肌肉疲劳也就不会出现超量恢复，肌力训练就难以见效。但切忌出现过度的疲劳，过度疲劳会对较弱的肌肉造成损伤，破坏正常的组织修复和代谢。时间间隔过短，疲劳尚未完全恢复，间隔时间过长，超量恢复已消失，无法巩固和叠加超量恢复，肌力无法增强。因此，合理的训练频度应为每天 1 次或隔天 1 次。

2. 实训方法和手段　肌力训练前需了解患者的肌力水平，由治疗师进行徒手肌力测试或专业肌力测定器械进行评估。根据评定结果和康复目的，进行针对性的肌力训练（见表 5-1）。

表 5-1 根据肌力大小选择训练方法

肌力大小	训练方法
0 级	被动运动、传递神经冲动训练
1 ~ 2 级	传递神经冲动训练、等长训练、助力训练
3 级	主动训练、等长训练、等张训练、助力训练
4 ~ 5 级	主动训练、抗阻训练、等长训练、等张训练、等速训练

【实训步骤】

适应证：

1. **失用性肌肉萎缩** 由于长期制动导致的肌力下降，如对骨折后石膏外固定的肌肉进行等长训练。

2. **神经性肌肉萎缩** 由于中枢或周围神经受损所致肌纤维募集异常，如对臂丛神经损伤后 0 级肌力的肌肉可进行神经传递冲动训练。

3. **肌源性肌肉萎缩** 肌源性疾病肌肉收缩功能异常，可进行强度适宜的肌力训练。

4. **关节源性肌肉萎缩** 由关节损伤、肿胀、炎症所致，如对膝关节源性肌肉萎缩进行等速训练。

5. **骨关节畸形** 局部肌力不均衡，如对脊柱侧弯患者进行肌力平衡训练。

6. **脊柱不稳** 由躯干肌肉力量不协调引起，如进行腰背肌、腹肌训练，预防腰背痛发生。

7. **主动肌和拮抗肌不平衡** 如对偏瘫患者进行上肢伸肌训练。

8. **内脏下垂、尿失禁** 由腹肌和盆底肌力减退引起，如对产妇进行盆底肌训练。

禁忌证：

1. 全身有严重感染者、高热患者和重度虚弱患者。

2. 严重的心脏病、高血压患者，如快速性心律失常、心力衰竭等。

3. 皮肌炎、关节不稳定、严重肌病患者，不宜进行高强度或抗阻训练。

4. 局部有活动性出血、外伤急性期患者，不宜进行局部肌肉训练，以免加重出血。

5. 骨折后行石膏外固定、骨折断端尚未形成牢固骨痂时，不宜进行等张或等速肌力训练。

操作方法：

（一）上肢肌力训练操作方法

1. 增强肩屈肌 / 伸肌群肌力

（1）肌力 1 ~ 3 级患者侧卧，训练侧上肢放于体侧，肘伸直。治疗师一手托住患者肘部，另一手托住患者前臂，嘱患者尽力屈曲 / 后伸肩关节。

（2）肌力 4 ~ 5 级患者坐位治疗师位于患侧，治疗师一手固定患者肩部，另一手放在肱骨的远端施加压力，患者用力前屈 / 后伸肩关节。

2. 增强肩外展 / 内收肌群肌力

（1）肌力 1 ~ 3 级患者仰卧位，患侧上肢前臂中立位置于身旁。治疗师一手托住肘关节，另一手托住前臂。嘱患者尽力做肩全关节范围内的外展 / 内收动作，如果肩胛肌麻痹，治疗师应一手托住前臂，另一手辅助肩胛骨做协同运动。

（2）肌力 4 ~ 5 级患者仰卧位，上肢置于体侧，肘屈曲 90°，前臂中立位。治疗师位于患侧，一手放在肱骨远端外侧 / 内侧向内施加阻力，另一手固定前臂远端。

3. 增加肩内旋 / 外旋肌群肌力

（1）肌力 1 ~ 3 级患者仰卧位，肩外展 90°，屈肘 90°，肘部放在床沿，前臂被动旋前位垂直向上。治疗师一手握住患者的肘关节，另一手握住患者的前臂使前臂旋前向上。嘱患者努力做肩内旋 / 外旋动作。

（2）肌力 4 ~ 5 级患者仰卧，肩外展 90°，肘屈曲 90°并临近床沿，前臂旋前。治疗师一手握住肘关节内侧，另一手握住前臂尺侧远端，并在患者内旋 / 外旋时施加阻力。

4. 增强屈肘 / 伸肘肌群肌力

（1）肌力 1 ~ 3 级患者坐位，肩外展，肘关节伸直 / 屈曲位。治疗师一手托住患者的上臂远端，另一手握住患者的前臂远端。嘱患者尽力做肘屈曲 / 伸展动作。

（2）肌力 4 ~ 5 级患者仰卧位，上肢外展 90°，稍屈肘，前臂旋后。治疗师一手固定肱骨远端，一手握住前臂远端并施加阻力。

5. 增强前臂旋前或旋后肌群肌力

（1）肌力 1 ~ 3 级患者坐位，上臂置于体侧，屈肘 90°，前臂旋后 / 旋前，手部放松。治疗师一手固定肘部，一手握住前臂远端。嘱患者努力做全范围前臂旋前 / 旋后动作。

（2）肌力 4 ~ 5 级患者仰卧位，上肢稍外展，屈肘 90°，前臂中立位。治疗师双手分别固定肘和前臂，在前臂远端向背侧和掌侧施加阻力。

6. 增加屈腕 / 伸腕肌群肌力

（1）肌力 1 ~ 3 级患者坐位，前臂中立位置于桌上，手指放松。治疗师一手固定腕关节，另一手握住手掌。嘱患者努力做全范围屈曲 / 伸腕动作。

（2）肌力 4 ~ 5 级患者坐在桌旁，前臂旋前置于桌上。治疗师一手固定前臂，一手握住手掌并向下施加阻力。

7. 增加腕桡偏或尺偏肌群肌力

（1）肌力 1 ~ 3 级患者卧位或坐位，治疗师一手固定腕部，另一手握住手掌。嘱患者努力做全范围的桡偏或尺偏。

（2）肌力 4 ~ 5 级患者体位、治疗师姿势同上。当患者用力桡偏或尺偏时，治疗师施加反方向阻力。

（二）下肢肌力训练操作方法

1. 增强屈髋 / 伸髋肌群肌力

（1）肌力 1 ~ 3 级患者健侧卧位，伸髋 / 屈髋位，治疗师一手托住足踝部，一手托住膝关节，嘱患者努力做全范围屈髋 / 伸髋动作。

（2）肌力 4 ~ 5 级患者仰卧 / 俯卧，下肢屈髋 / 伸直，治疗师一手托住足跟及踝关节，一手放在大腿远端，向运动的相反方向施加阻力。

2. 增强髋外展 / 内收肌群肌力

（1）肌力 1 ~ 3 级患者仰卧位，下肢伸直，治疗师一手托在腘窝，一手托在脚踝处。嘱患者努力做髋外展 / 内收动作。

（2）肌力 4 ~ 5 级患者体位同上，治疗师一手放在髂前上棘处固定骨盆，一手放在膝关

节外 / 内侧并向运动相反方向施加阻力。

3. 增强髋内旋或外旋肌群肌力

（1）肌力 1 ~ 3 级患者仰卧位，膝关节伸直位，髋关节外旋 / 内旋位。外旋时，治疗师一手放在膝关节内侧，一手握住脚踝。内旋时，一手放在膝关节外侧，一手握住脚踝。患者努力内旋或外旋髋关节。

（2）肌力 4 ~ 5 级患者仰卧位，训练侧屈髋、屈膝 90°，治疗师立于患侧，增强髋内旋肌群肌力时，一手握住踝部，一手放在膝关节内 / 外侧并施加阻力。

4. 增强屈 / 伸膝肌群肌力

（1）肌力 1 ~ 3 级患者健侧卧位，双下肢伸直。治疗师一手固定患侧膝关节，另一手托住患侧小腿远端。患者努力做屈 / 伸膝动作。

（2）肌力 4 ~ 5 级患者俯卧位，下肢伸直，治疗师一手放在臀部固定骨盆，一手放在小腿远端并施加阻力。

5. 增强踝背屈 / 跖屈肌群肌力

（1）肌力 1 ~ 3 级患者健侧卧位，患侧下肢伸直。治疗师一手固定小腿远端，另一手握住足背。患者努力做的踝背屈 / 踝跖屈动作。

（2）肌力 4 ~ 5 级患者仰卧位，膝下垫枕微屈，踝中立位。治疗师一手固定小腿远端，一手握住足背 / 足底，并向相反方向施加阻力。

6. 增强足内翻或外翻肌群肌力

（1）肌力 1 ~ 3 级患者仰卧位，踝关节中立位（内翻）或轻度跖屈（外翻）。治疗师一手固定小腿远端，一手握住足底。患者努力做全范围的足内翻或外翻动作。

（2）肌力 4 ~ 5 级患者床边坐位，小腿自然下垂，治疗师一手握住小腿远端，另一手握住足的内 / 外侧缘，当足内 / 外翻时施加阻力。

（三）躯干肌力训练操作方法

1. 增强颈前屈 / 后伸肌群肌力

（1）肌力 1 ~ 3 级患者侧卧位，头下垫枕使头颈部保持水平，肩部放松。治疗师一手托住患者头部，一手固定患者肩部。患者努力做全范围的颈前屈 / 后伸动作。

（2）肌力 4 ~ 5 级患者仰卧 / 俯卧位，肩部放松。治疗师一手固定患者肩部，一手置于患者头前额部 / 枕部，颈前屈 / 后伸施加阻力。

2. 增强躯干前屈肌群肌力

（1）肌力 1 ~ 3 级患者仰卧，双上肢置于体侧，下肢固定，治疗师一手托住患者头部，一手固定患者骨盆。患者努力做头、肩抬离床面动作。

（2）肌力 4 ~ 5 级患者仰卧位，肩部放松，治疗师固定患者大腿，患者努力做双手向前平举，能坐起或双手抱头能坐起训练。

3. 增强躯干后伸肌群肌力

（1）肌力 1 ~ 3 级患者俯卧位，双上肢置于体侧，下肢被固定，治疗师一手按在患者臀部，一手托住患者的上胸部。患者努力做头、胸抬离床面动作。

（2）肌力 4 ~ 5 级患者俯卧位，双上肢置于体侧，下肢固定，胸部以上在床沿外。治疗师一手压在臀部，一手放在患者的上背部施加不同大小的阻力。

4. 增强躯干旋转肌群肌力

（1）肌力 1 ~ 3 级患者坐位，治疗师双手扶在患者的双肩，患者努力将上身向左右两侧旋转。

（2）肌力 4～5 级患者仰卧位，双上肢置于体侧，下肢固定。治疗师双手固定患者的下肢，患者双手抱头，努力向一侧转体坐起。

【注意事项】

1. 选择正确的运动量和训练节奏。
2. 掌握正确的负荷。
3. 无痛训练。
4. 对患者进行讲解和鼓励。
5. 注意心血管反应。
6. 避免代偿运动的出现。

【思考题】

1. 肌力训练的原理是什么，合理的训练应如何安排？
2. 肌力大小的影响因素有哪些？

（窦　娜）

二、核心稳定性训练

【目的与要求】

掌握：核心稳定性训练方法和步骤。
熟悉：核心稳定性理论体系和训练原理。

【实训组织运行要求】

演示性实训、操作性实训，共 1 学时，以集中授课和学生参与的形式进行教学。

【教具与设备】

手法床，地垫，巴氏球。

【实训内容】

核心稳定性训练的常用方法和一般步骤。

【原理、方法和手段】

1. 实训原理

（1）抗阻原则：阻力主要源自抵抗自重、外加阻力等。当肌力在 3 级以上时，应考虑采用抗阻训练的方法。

（2）超量恢复：是指肌肉经过适宜强度的训练后，产生适度的疲劳。肌肉先经过能量消耗、疲劳恢复，然后达到超量恢复。下一次训练应在前一次的超量恢复阶段进行，就能以前一次超量恢复阶段的各物质水平为起点，起到巩固和叠加的作用，逐步实现肌力的提升。

（3）适度疲劳和适宜频度：如果无明显的肌肉疲劳也就不会出现超量恢复，肌力训练就难以见效。但切忌出现过度的疲劳，过度疲劳会对较弱的肌肉造成损伤，破坏正常的组织修复和代谢。时间间隔过短，疲劳尚未完全恢复，间隔时间过长，超量恢复已消失，无法巩固和叠加超量恢复，肌力无法增强。因此，合理的训练频度应为每天1次或隔天1次。

2. 实训方法和手段 演示核心稳定性训练的几种方法。包括：教师示范、学生参与，学生示范。

【实训步骤】

适应证与禁忌证同肌力训练。

操作方法：

（一）桥式运动

1. 背桥训练方法 仰卧位，膝关节屈曲90°，双足平踏床面，收紧臀大肌，向上抬起臀部，收腹并将肚脐拉向脊柱。上肢伸直、放松。练习时，注意动作与呼吸的配合，抬起时呼气，下放时吸气。如果患者不能主动完成，治疗师可以一手放在患者的患侧膝关节，在向下按压膝部的同时向足前方牵拉大腿；另一只手叩击臀大肌，辅助臀部抬起。

增加难度：伸直一侧膝关节，大腿不动，增加对支撑侧的训练难度，即单桥。也可在双脚或双肩下放置平衡气囊，增加不稳定性。

降低难度：治疗师在抬髋过程中，给予帮助，辅助臀部和下肢的稳定。

2. 腹桥训练方法 双肘分开与肩同宽，屈肘90°，前臂支撑，脚尖撑地，收腹、全身挺直。坚持到无法维持时停止，然后放松俯卧地面，重复动作。在练习时，头、肩、髋要成一直线，臀部不上抬，背部不弓起。

增加难度：将一侧手臂或足部抬起，躯干姿势不变；或是在前臂或足部使用平衡气囊。

降低难度：将双足支撑改为双膝支撑，治疗师固定髋部，帮助患者腰部和骨盆的稳定。

3. 侧桥训练方法 以左侧桥为例。左侧卧于地板上，肩外展，前臂着地。右脚放在左脚上方，臀、腰部用力，维持身体上撑，身体与地面构成三角形。身体维持平直、中立，收腹，右肩不能摆动。尽可能长时间维持，注意与呼吸配合，不能憋气。

增加难度：将上方手或足抬起，或在前臂或足部放置平衡气囊，增加不稳定性。

降低难度：将双脚支撑改为双膝支撑。治疗师可在髋部上抬过程中给予辅助。

（二）其他徒手训练的动作

1. 腹横肌训练

（1）训练方法1：仰卧位，屈髋屈膝，双脚撑地，正常呼吸，将肚脐拉向脊柱，保持3～5秒，然后还原，重复动作。

（2）训练方法2：手膝位四点支撑，下颌微收，躯干和骨盆中立位。正常呼吸，将肚脐拉向脊柱，保持3～5秒，然后还原，重复动作。可将一侧手臂或下肢抬起以增加难度。

2. 背肌训练 俯卧位，收紧臀部和后背肌群，将胸部和双腿抬离地面。保持正常呼吸，抬起时将肚脐拉向脊柱，保持3～5秒，然后还原，重复动作。

3. 旋转肌训练 卧位，屈髋屈膝，双脚撑地，双手相握，弯曲脊柱使一侧肩部抬起，手伸向对侧下肢，同时将肚脐拉向脊柱，保持3～5秒，然后还原，重复对侧动作。

（三）巴氏球辅助下核心稳定性训练

1. 俯卧伸展训练 俯卧于巴氏球上，臀部收紧，腹部收紧，背部收紧。努力长时间的保持该动作，并自然正常呼吸。

2. 俯卧臂支撑训练 俯卧位，屈肘90°，肘屈曲90°支撑于球上，使肩、髋、膝呈一条直线，臀部收紧，腹部收紧，骨盆中立位，身体正直，尽可能长时间保持这个动作，自然呼吸。

3. 俯卧位登球训练 俯卧位，双臂伸直支撑，双脚并拢放于巴氏球上。腹部收紧，臀部收紧，将肚脐拉向脊柱，抬起臀部离开地面，使肩、髋、膝呈一条直线，保持3～5秒，自然呼吸，然后还原，重复动作。

4. 巴氏球腹部卷曲训练 患者将巴氏球置于腰部生理弯曲处，双脚着地，呈架桥姿势，髋伸展，膝屈曲90°，双脚分开与肩同宽，肩、髋和膝呈一直线，训练时躯干上抬，收紧腹部，同时保持骨盆中立，将肚脐拉向脊柱。

5. 架桥球上腹部斜向弯曲训练 患者将巴氏球置于腰部生理弯曲处，呈架桥姿势，髋伸展，膝屈曲90°，双手交叉置于脑后，训练时单肩向上抬起躯干，收紧腹部，同时保持背部与巴氏球接触，保持3～5秒，并缓慢还原。

【思考题】

1. 核心稳定性训练有何意义?
2. 局部稳定肌和整体原动肌的作用及对比。

（窦　娜）

实训六　牵引技术

【目的与要求】

掌握：

1. 牵引的定义与分类。
2. 颈椎、腰椎牵引的适应证和禁忌证。
3. 颈椎牵引的治疗技术和注意事项。
4. 腰椎牵引的治疗技术和注意事项。

熟悉：

1. 四肢关节功能牵引适应证和禁忌证。
2. 四肢关节功能牵引的治疗技术和注意事项。

了解：

1. 牵引技术的生理效应及影响因素。
2. 持续皮牵引和骨牵引的临床应用。

【实训组织运行要求】

演示性实训、操作性实训，共 2 学时，以集中授课形式和学生自主训练的开放模式相结合的教学。

【教具与设备】

颈椎牵引套、重锤、滑轮装置、牵引绳索、牵引架、颈椎牵引坐凳、牵引床主机、腰椎牵引带、四肢关节功能牵引器具、宽胶布条或乳胶海绵条。

【实训内容】

1. 颈椎牵引操作技术　坐位颈椎牵引、卧位颈椎牵引、电动颈椎牵引的操作。

2. 腰椎牵引操作技术　骨盆重锤牵引、电动骨盆牵引、三维多功能牵引、徒手腰椎牵引及肋木悬垂自我牵引的操作。

【原理、方法和手段】

1. 实训原理　牵引（traction）技术是指运用作用力与反作用力的力学原理，通过外力（手法、器械或电动装置）作用于人体脊柱或四肢关节，使关节面发生一定的分离、关节周围软组织得到适当的牵伸，从而达到治疗目的的一种方法。颈椎牵引的治疗作用：增大椎间孔、椎间隙；纠正椎间小关节的紊乱，改善脊柱的正常生理曲度；牵伸挛缩组织，改善脊柱的正常生理功能；恢复颈椎的正常排序。腰椎牵引的治疗作用：增大椎间隙，减轻椎间盘内压力；扩大椎间孔及神经根管入口，减轻神经根的压迫；减轻椎后关节压力，使半脱位的小关节复位；限制腰椎的活动，减少运动刺激，缓解神经根、肌肉筋膜、韧带等软组织水肿，改善局部血液循环；松解软组织粘连，牵伸挛缩的关节囊和韧带并使肌肉放松，缓解疼痛；改善或恢复脊柱的正常生理曲度。

2. 实训方法和手段 演示各种牵引疗法的操作技术，以实际操作并结合病例讲述。包括：教师示范、学生分组训练、教师组间巡查并指导讲解、学生示范。

【实训步骤】

一、颈椎牵引

适应证：

1. 各型颈椎病，轻度脊髓型颈椎病但脊髓受压症状不明显。
2. 颈椎关节功能紊乱。
3. 颈部肌肉痉挛、颈椎退行性病变、肌筋膜炎等引起的颈肩部疼痛和麻木。
4. 寰枢关节半脱位。

禁忌证：

1. 颈椎结构完整性受损害时 如：颈椎及其邻近组织的肿瘤、结核等疾病；颈椎邻近有血管损害性疾病；颈内动脉严重狭窄有斑块形成；以及出血性疾病。

2. 牵引治疗后症状易加重的疾病 如：颈部肌肉等周围软组织急性拉伤、扭伤、急性炎症等；强直性脊柱炎，类风湿关节炎，先天性脊柱畸形等。

3. 相对禁忌 椎动脉硬化、畸形，心肌梗死恢复期，脑动脉硬化，重度高血压及心脏病患者。脊髓型颈椎病脊髓严重受压的患者应慎用或不主张采取牵引治疗。

操作方法：

1. 坐位牵引

（1）患者取坐位，躯干直立，椅子高度以患者坐位双脚平放地面为宜。

（2）除去耳机、眼镜等易影响牵引带放置的物品。

（3）用枕颌套托住下颌和枕部，两侧悬吊带要等长，枕颌套的松紧度调节以患者舒适为准。

（4）根据牵引的目的和要求不同，调整牵引角度，使颈椎处于中立位、前屈位或后伸位牵引。

（5）根据医嘱选择牵引重量和时间。

（6）治疗结束时，应逐渐地减轻重量，再取下牵引套，休息1～2分钟，再离开治疗室。

2. 卧位牵引

（1）患者仰卧位，颈部垫一个枕头。

（2）除去耳机、眼镜等易影响牵引带放置的物品。

（3）固定好枕颌牵引套，用枕颌套拖住下颌和枕部，两侧悬吊带要等长，枕颌套的松紧度调节以患者舒适为准。

（4）利用枕头调整牵引角度（常用颈前屈20°～30°），使颈部保持在正常生理曲度或自然、舒适的前屈位下做持续或连续牵引。

（5）根据医嘱选择牵引重量和时间。

（6）治疗结束时，应逐渐地减轻重量，再取下牵引套，休息 1～2 分钟，再离开治疗室。

3. 电动颈椎牵引

（1）打开电源开关，检查牵引机运行是否正常。

（2）在启动牵引装置前，牵引力、牵引时间和间歇时间等所有控制参数在显示器上应为“0”，若不为“0”，则必须回零。

（3）设置牵引模式（持续、间歇）、重量和时间。

（4）根据医嘱选择合适体位（坐位或卧位），除去耳机、眼镜等易影响牵引带放置的物品。

（5）用枕颌套托住下颌和枕部，两侧悬吊带要等长，枕颌套的松紧度调节以患者舒适为准。

（6）根据牵引的目的和要求不同，调整牵引角度。

（7）按开始键，进入治疗模式，注意观察患者反应。

（8）治疗结束时应逐渐地降低牵引力量，使牵引绳完全放松，显示器上所有控制参数显示为“0”，取下牵引套。

（9）按退出键，结束治疗，关闭电源。

二、腰椎牵引

适应证：

1. 腰椎间盘突出症、腰椎管狭窄症、腰椎小关节紊乱、腰椎小关节滑膜嵌顿。
2. 腰椎退行性疾患、腰椎滑脱。
3. 无并发症的腰椎压缩性骨折、早期强直性脊柱炎等。
4. 脊柱前凸、侧弯、后凸畸形。
5. 亦可用于腰扭伤、腰肌劳损、腰背肌筋膜炎。

禁忌证：

1. 脊髓疾病、腰椎结核、肿瘤。
2. 有马尾神经综合征表现的腰椎管狭窄症、椎板骨折、重度骨质疏松。
3. 严重高血压、心脏病、出血倾向、全身显著衰弱。
4. 孕妇及经期妇女慎用。

操作方法：

1. 骨盆重锤牵引

（1）患者仰卧硬板床，松开裤带，取下影响牵引的所有物品。

（2）小腿处垫高，呈屈髋屈膝约 90°。

（3）骨盆牵引带固定于腰部（髂嵴上方），牵引带两端连接牵引绳分别通过安装在足端床头的滑轮装置悬挂重量。两个滑轮的高度约距床面 15～20cm，间距与人体宽度相近。

（4）选择牵引重量：一般为每侧 7～15kg。首次牵引从每侧 7kg 开始，两侧共 14kg；以后根据患者的治疗反应每 1～3 天增加 1～2kg，最后达到合适的重量。

（5）选择牵引时间：每牵引 1 小时，休息 20 分钟。待患者适应后逐渐延长牵引持续时间。夜间停止牵引，以利睡眠。

（6）治疗结束时，应逐渐地减轻重量，再取下骨盆牵引带，平卧休息 20 ~ 30 分钟，再离开治疗室。

2. 电动骨盆牵引

（1）打开电源开关，检查牵引机运行是否正常。

（2）在启动牵引装置前，牵引力、牵引时间和间歇时间等所有控制参数在显示器上应为“0”，若不为“0”，则必须回零。

（3）设置牵引模式（持续、间歇）、重量和时间。

（4）患者松开裤带，取下影响牵引的所有物品。

（5）固定骨盆牵引带于腰部（髂嵴上方），两侧牵引带要等长。

（6）仰卧于牵引床，颈部垫一枕头，下肢体位遵医嘱（病变位于腰椎上段双下肢伸直，病变位于腰椎下段屈髋屈膝 90°）。

（7）胸肋带固定于季肋部，已固定好的骨盆牵引带连接牵引弓。

（8）按开始键，进入治疗模式，注意观察患者反应。

（9）治疗结束时应逐渐地降低牵引力量，使牵引绳完全放松，显示器上所有控制参数显示为“0”，取下胸肋带和骨盆带。

（10）按退出键，结束治疗，关闭电源。

【注意事项】

一、颈椎牵引

1. 治疗师应该熟悉牵引技术和牵引装置。根据患者病情和个体差异选择牵引方式并设置牵引参数。向患者阐明牵引治疗目的、注意事项、可能出现的不良反应及预防方法。

2. 调整好枕颌牵引套的松紧度，两侧悬吊带要等长，作用力要相等。枕带的受力部位应集中在枕骨粗隆中下部，颌带应兜住下颌正下方。可用毛巾作垫以预防牵引对下颌软组织压迫引起的疼痛。枕颌带的摆放位置，要注意避开颈动脉窦和喉部，防止压迫颈动脉窦引起晕厥或发生意外。

3. 牵引时患者体位应舒适，坐位牵引时，患者应注意全身放松，双上肢自然下垂于身体两侧，脊柱略前屈。患者要解开衣领，自然放松颈部肌肉，除去耳机、眼镜等影响放置牵引带的物品。

4. 牵引过程中应注意了解患者反应，若出现头晕、心慌、胸闷、出冷汗、四肢麻木、无力加重等症状应立即停止牵引，及时进行处理。经检查如无重要器质性疾病，次日可在严密观察下调整牵引角度和重量后试行短时间牵引。

5. 坐位牵引结束时，应逐渐地减轻重量，再取下牵引套。休息 1 ~ 2 分钟，同时缓慢、轻柔地活动颈部数次，再离开治疗室。避免突然解除重量站立，可能会引起头痛或头晕等不适反应。

6. 牵引不能耐受者应考虑其他物理治疗方法。

7. 为缓解牵引中局部肌肉痉挛可同步配合颈部温热疗法，以增进疗效。但须注意，如果是急性小关节紊乱或小关节滑膜嵌顿，则不宜同步温热治疗。

不良反应的预防：

1. 牵引力过大时可造成疼痛加剧，甚至可能造成颈椎结构损害。应适当控制牵引力，不宜过大。

2. 后伸位牵引时，会使椎A型颈椎病的老年患者头晕加重等不适。故椎A型颈椎病应尽量采取中立位牵引。

3. 合并有腰椎解剖学变异者，颈椎牵引力有可能通过硬脊膜传递到腰椎，进而引发腰椎根性疼痛。如确需进行颈椎牵引，应平卧位牵引以放松腰椎。

4. 牵引疗程过长，或牵引持续时间过长，容易引起医源性损伤（软组织过度牵引后松弛，引起颈椎不稳）。故治疗执行10～14天时，应重新评估，根据评估结果选择是否继续执行治疗或终止。

5. 合并有颞颌关节紊乱或颞颌关节炎的患者，由于颈椎牵引使用的枕颌吊带会增加颌骨受力，牵引力量通过颌骨传递到颞颌关节，使得颞颌关节成为负荷关节，此时若存在不正常的咬合关系，可能会加重局部疼痛，此时可给予患者两块消毒纱布，要求患者置于两侧后牙间，以缓解来自牵引带的应力。

由于电动牵引的特殊性，所以必须注意以下几点：

（1）熟悉牵引装置：了解牵引装置的性能、限制和有关参数的调节范围。

（2）牵引前注意要点：在启动牵引装置前，牵引力、牵引时间和间歇时间等所有控制参数在显示器上应为“0”，若不为“0”，则必须回零。关机时应逐渐地降低牵引力量，使牵引绳完全放松，显示器上所有控制参数显示为“0”，再关机。从牵引弓上卸下牵引套。

（3）牵引参数：根据患者的临床诊断、分型、影像学结果及体重设定牵引参数。

（4）治疗师对患者进行安全指导：除去耳机、眼镜等易影响牵引带放置的物品；并告知牵引过程中可能出现的不良反应。

（5）牵引中注意要点：牵引治疗应密切观察患者的治疗反应，一旦出现异常反应或症状加重，需立即停止治疗，应指导患者使用应急开关停机。

（6）牵引后注意要点：询问患者对牵引治疗的反应，记录牵引重量、时间、体位等相关数据，作为下一次牵引治疗调整牵引参数或终止治疗的依据。如果牵引1周后症状体征无改善，应重新评估、调整牵引有关参数或改用其他方法治疗。

二、腰椎牵引

1. **牵引前** 向患者作好解释工作，消除患者紧张情绪，嘱其牵引时不要屏气或用力对抗。胸肋固定带和骨盆固定带要扎紧，避免妨碍患者正常呼吸和卡压腋窝，造成臂丛神经损伤；两侧牵引绳应对称，松紧一致。对进行屈曲旋转快速牵引者，需详细了解患者病情，最好与骨科医生共同制订治疗方案，以免造成损伤。高龄或体质虚弱者以电动牵引床轻度牵引为宜。牵引前可进行腰部热疗，有助于放松腰部肌肉，避免拉伤。

2. **牵引中** 牵引时患者应取屈髋、屈膝卧位，以减少腰椎前突，使腰部肌肉放松，腰椎管横截面扩大，有利于症状的缓解。牵引过程中如果患者症状、体征加重，应减轻牵引重量或停止牵引。牵引中或牵引后可配合其他治疗，以增强疗效。牵引治疗期间需适当卧床或休息。

3. **牵引后** 不要突然松开牵引带，应缓慢放松，并嘱患者卧床休息数分钟，再缓慢起身。必要时可佩戴腰围以巩固疗效。牵引后，如果患者症状、体征加重，应减轻牵引重量或停止牵引。肥胖和呼吸系统疾患慎重使用牵引。孕妇、严重高血压、心脏病患者禁止牵引。

4. **牵引反应的处理** 腰椎牵引结束即刻有时发生疼痛加重的现象，称之为牵引反应，其发生原因有：

（1）腰部牵引力突然消失、骨盆固定带突然松解时，原本拉开的腰椎小关节突然回位，可能造成对合不良，即一过性小关节紊乱。预防方法：结束治疗时应缓慢减低牵引作用力直至消除，松牵引带时，先嘱患者屏气，随后慢慢放开辅带。处理方法：以相当于治疗牵引力的 50% 重量，重复缓慢再次牵引、短暂停顿后再次慢慢松解牵引带。

（2）腰肌痉挛，通常发生于首次牵引后，且牵引力较大时。预防方法：首次牵引力宜小，告知患者注意事项，消除其紧张不安心理，或牵引同步配合腰部温热疗法。处理方法：牵引后实施腰部低中频电疗或者实施温热疗法，放松痉挛肌群。

【思考题】

1. 牵引操作的注意事项有哪些？
2. 各种牵引疗法操作方法及适应证有何不同？

（金荣梅）

实训七 悬吊技术

【目的与要求】

掌握：

1. 悬吊训练的影响因素。
2. 悬吊技术的基本原则。
3. 悬吊技术的临床适应证和禁忌证。

熟悉：

1. 悬吊技术的基本概念。
2. 悬吊技术的诊断和治疗系统。

【实训组织运行要求】

演示性实训、操作性实训，共 2 学时，以集中授课形式和学生自主训练的开放模式相结合的教学。

【教具与设备】

悬吊网架、吊绳、悬吊带、弹力支持带、PT 凳等。

【实训内容】

1. 弱链测试方法。
2. 上肢悬吊技术。
3. 下肢悬吊技术。
4. 躯干悬吊技术。

【原理、方法和手段】

1. 实训原理 SET 包括诊断和治疗两大系统。诊断系统的核心是弱链测试。让患者待测躯干或四肢肌群在闭链运动中开始，在患者可以完成动作的水平上开始，缓慢增加负荷直到患者在完成动作时出现问题，同时在出现以下情况的测试水平上作标记：疼痛、不能正确完成动作、左右侧表现不一致，根据标记的部位进行力学分析找出弱链接，接着就用开链运动检测各块肌肉以确定薄弱的程度。再进行功能训练。在用闭链运动进行检测时，要求治疗师严密检测，防止身体其他肌肉去代偿“薄弱环节”。

悬吊训练治疗系统包括肌肉放松、增加关节活动范围、牵引、训练稳定肌肉系统、感觉运动协调训练、开链运动和闭链运动、活动肌动力训练、健体运动、小组训练、伴有长期随访的个体化家庭训练以及用来制定和修改运动计划的计算机软件等。

2. 实训方法和手段 讲授内容采用多媒体教学、激光笔和U盘等教具，以实际操作并结合示例讲述。包括教师示范、学生分组训练、教师组间巡查并指导讲解、学生示范。

【实训步骤】

适应证：骨关节疾病的治疗与预防；脑卒中、脑外伤等颅脑损伤疾病导致患者运动、感觉功能障碍及帕金森病的康复治疗；脊髓损伤后导致的肢体感觉、运动功能障碍的康复治疗；残疾儿童的早期干预和康复治疗；体育运动员的训练等方面。

禁忌证：结核、肿瘤、发热、出血倾向、意识障碍、新发骨折或骨折未愈合、皮肤伤口未愈合、关节脱位、严重骨质疏松、严重认知障碍者等，以及严重心、脑、肾疾病不能耐受训练患者。

操作方法：

一、弱链测试

弱链（Weak Link）功能性运动中协同运动的肌肉群中，某块肌肉太薄弱以致于不能与其他肌肉一同工作，这样力的传递会受到干扰，临床可发现动作完成不正确或患者感到局部疼痛。

弱链测试方法：

1. 在闭链运动中进行。
2. 在患者可以完成动作的水平上开始。
3. 缓慢增加负荷直到患者在完成动作时出现问题。
4. 在出现以下情况的测试水平上作标记。

疼痛

不能正确完成动作。

左右侧表现不一致（图 7-1a，7-1b）。

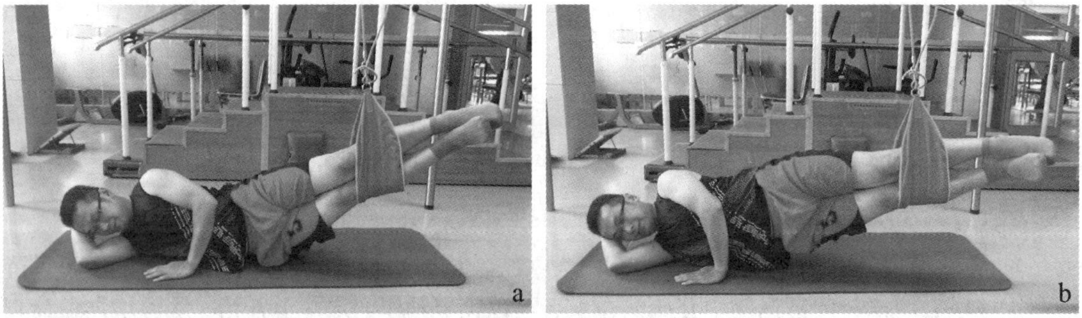

图 7-1 弱链测试

二、上肢悬吊训练

1. 肩关节外展 / 内收运动训练

（1）起始体位（图 7-2）。

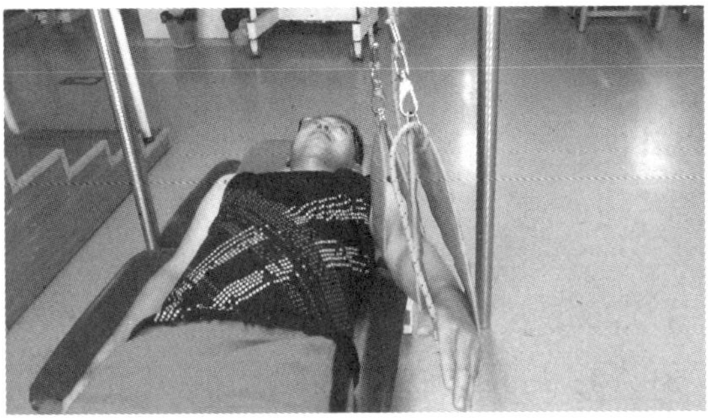

图 7-2　肩关节行外展 / 内收训练起始位

患者仰卧位，肩关节轴向悬吊，吊带固定手，窄带置于肘部，拉高绳索使手臂微微高于水平面。

（2）对患者的指导（图 7-3a，b）。

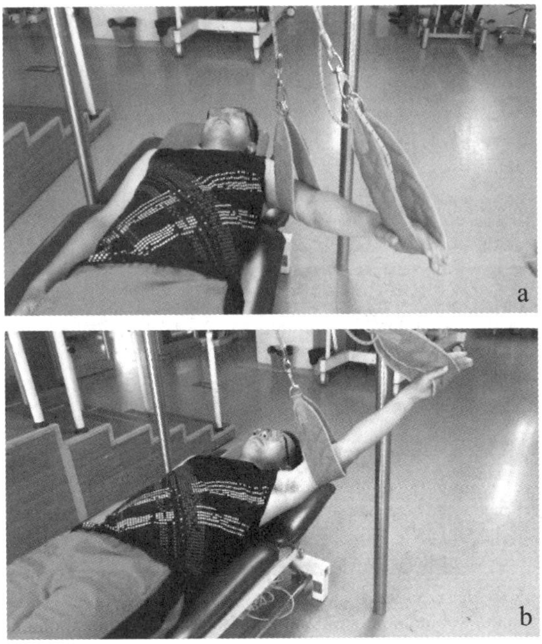

图 7-3　肩关节内收、外展训练

a. 内收训练；b. 外展训练

肩关节行外展 / 内收训练，可进行主动训练也可由治疗师辅助被动训练。

2. 肩关节屈曲 / 伸展运动训练

（1）起始体位（图 7-4）。

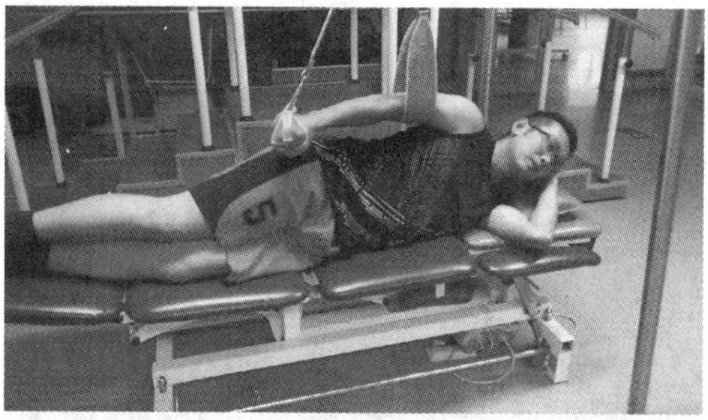

图 7-4 肩关节屈曲 / 伸展运动训练起始位

患者侧卧位，头枕于臂或垫之上，肩关节轴向悬吊，吊带固定手，窄带置于肘部，拉高绳索使手臂离开身。

（2）对患者的指导（图 7-5a，b）。

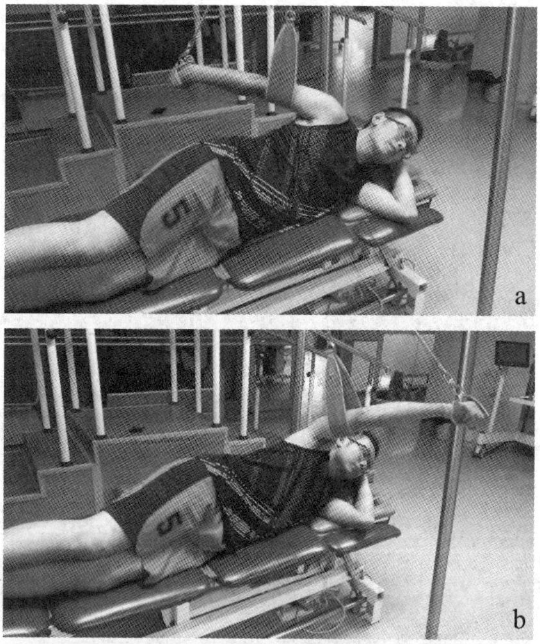

图 7-5 肩关节屈曲、伸展运动训练

a. 伸展运动训练；b. 屈曲运动训练

肩关节行屈曲 / 伸展训练，可进行主动训练也可由治疗师辅助被动练习。

3. 肩关节水平位外展 / 内收运动训练

（1）起始体位（图 7-6）。

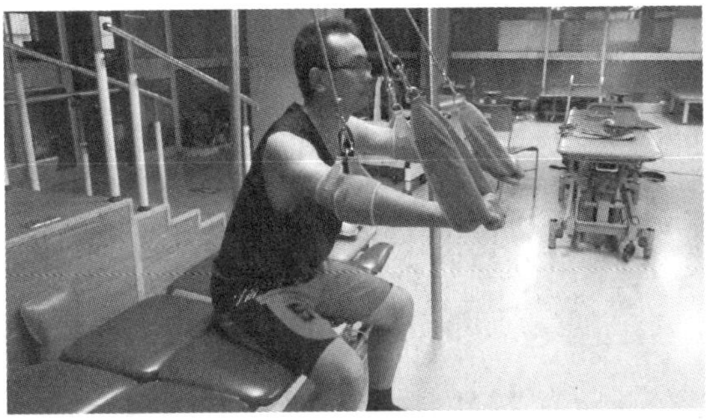

图 7-6　肩关节水平位外展 / 内收运动训练起始位

患者坐于训练器之下，肩关节轴向悬吊，吊带固定手，窄带置于肘部，保持肘关节微屈，拉高绳索抬高手臂至患者舒适的高度。

（2）对患者的指导（图 7-7a，b）。

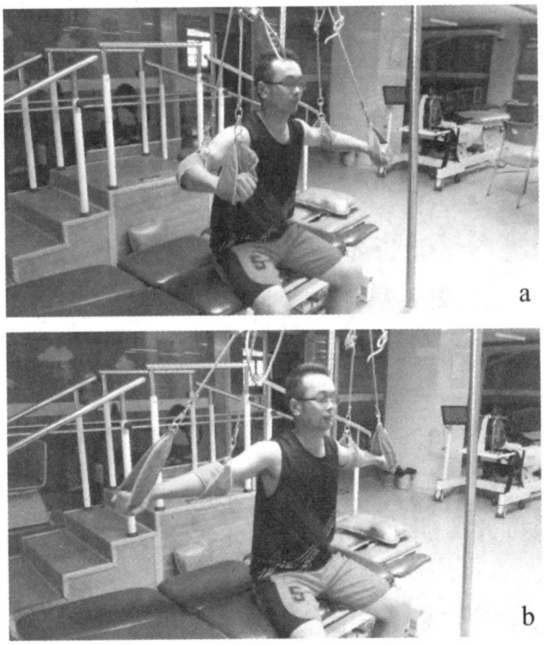

图 7-7　肩关节水平内收、外展运动训练

a. 水平位内收运动训练；b. 水平位外展运动训练

肩关节行外展 / 内收训练，可进行主动训练也可由治疗师辅助被动练习。

4. 肩关节伸展力量训练

（1）起始体位（图 7-8）。

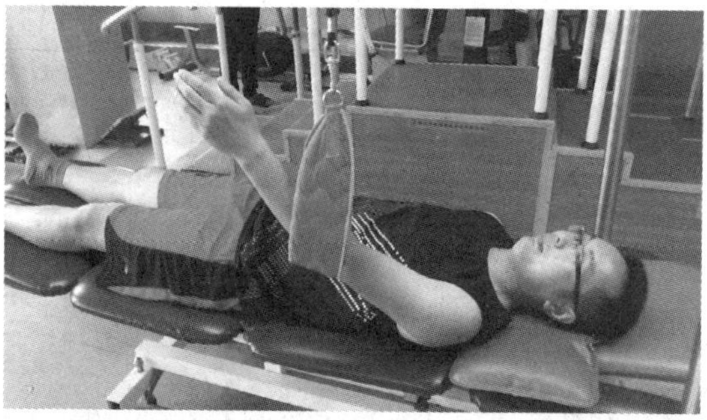

图 7-8 肩关节伸展力量训练起始位

患者仰卧位，弹性绳系窄带于上臂远端，吊带高于床面 30cm 垂直悬吊。

（2）对患者的指导（图 7-9a，b）。

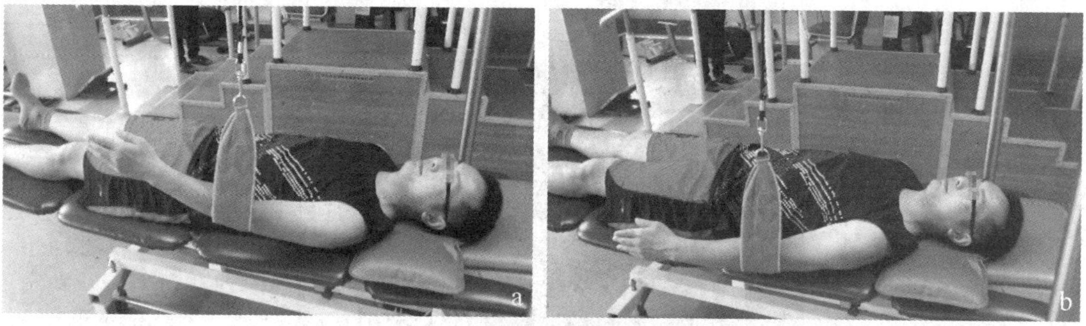

图 7-9 肩关节伸展力量训练

上臂用力下压吊带。

（3）晋级训练（图 7-10a，b）。

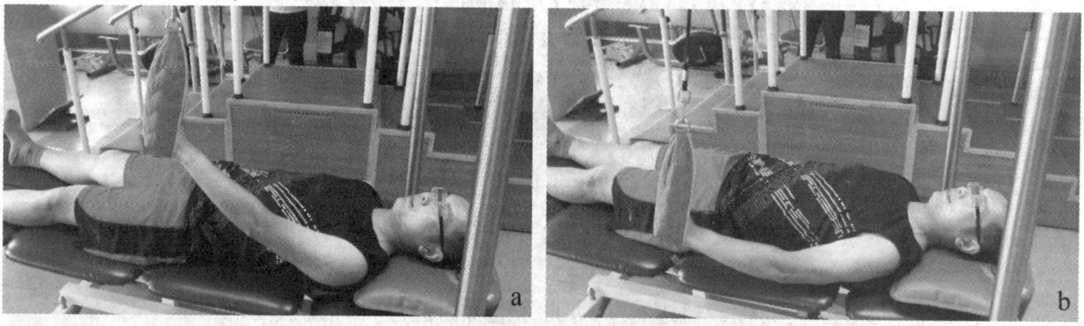

图 7-10 肩关节伸展力量训练晋级训练

逐渐增加弹性绳的弹力以增大阻力，逐渐向远端移动悬吊点以增加力臂。

5. 肩关节内收力量训练

（1）起始体位（图 7-11）。

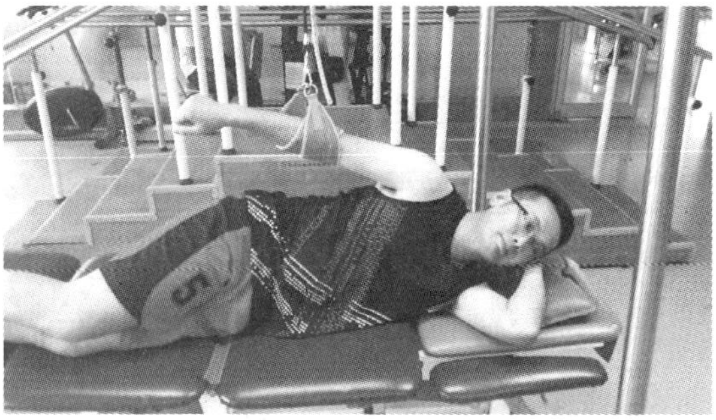

图 7-11　肩关节内收力量训练起始位

患者侧卧位，头枕于臂或垫之上，弹性绳系窄带于上臂远端，吊带高于床面 50cm 垂直悬吊。

（2）对患者的指导（图 7-12a，b）。

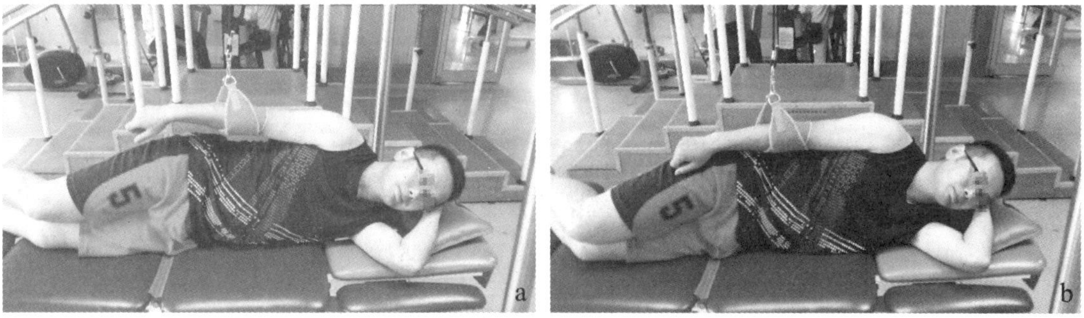

图 7-12　肩关节内收力量训练

上臂用力下压吊带。

（3）晋级训练（图 7-13a，b）。

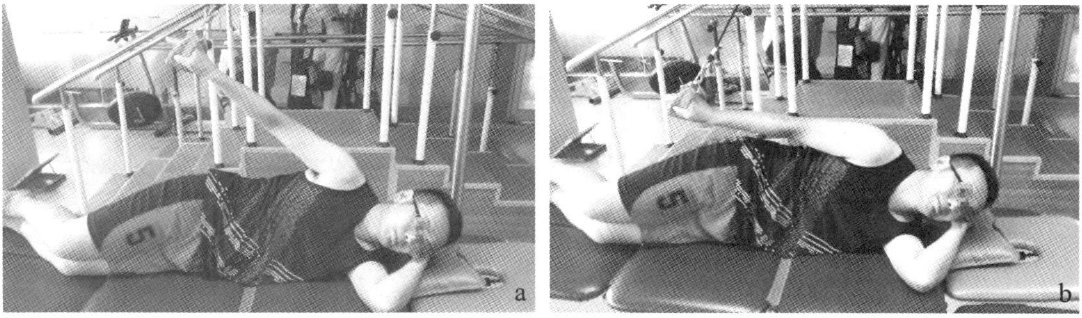

图 7-13　肩关节内收力量训练晋级训练

逐渐增加弹性带的弹力以增大阻力，逐渐向远端移动悬吊点以增加力臂。

三、下肢悬吊技术

1. 髋关节外展 / 内收运动训练

（1）起始体位（图 7-14）。

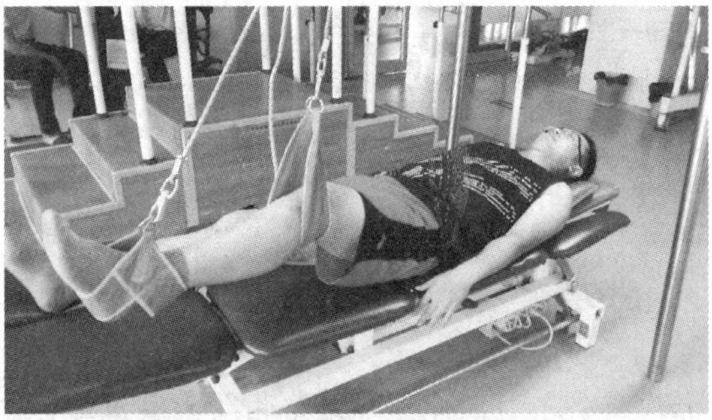

图 7-14 髋关节外展 / 内收运动训练起始位

患者仰卧位，双臂放于体侧，髋关节轴向悬吊，吊带固定踝，窄带置于膝部，拉高绳索使腿微微高于水平面。

（2）对患者的指导（图 7-15a，b）。

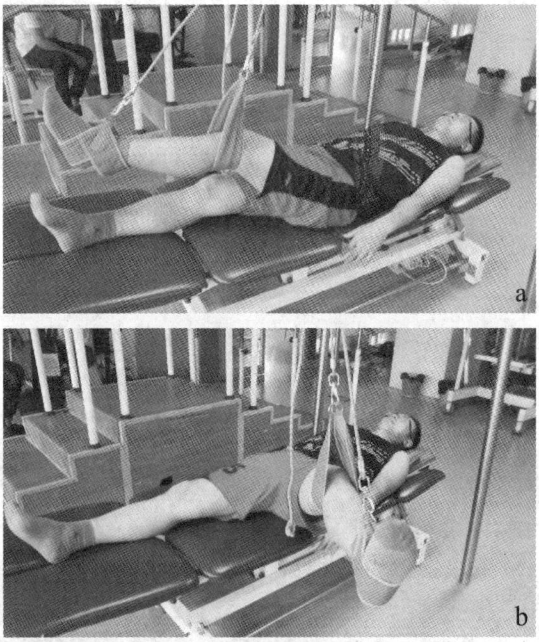

图 7-15 髋关节外展、内收运动训练

a. 内收运动训练；b. 外展运动训练

髋关节行外展 / 内收训练，可行主动训练也可由治疗师辅助被动练习。

2. 髋关节屈曲 / 伸展运动训练

（1）起始体位（图 7-16）。

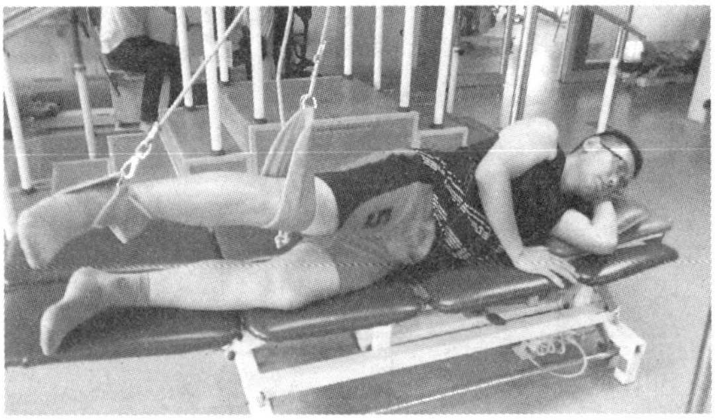

图 7-16　髋关节屈曲 / 伸展运动训练起始位

患者侧卧位，头枕于臂或垫之上，髋关节轴向悬吊，吊带固定踝，窄带置于膝部，拉高绳索使腿处于水平位。

（2）对患者的指导（图 7-17a，b）。

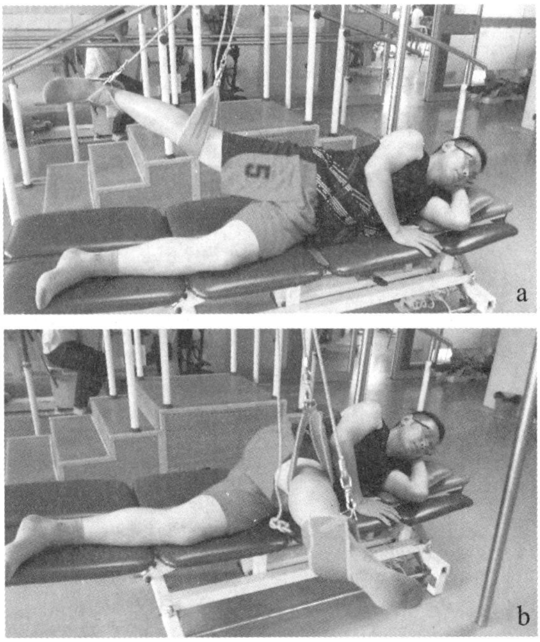

图 7-17　髋关节屈曲、伸展运动训练

a. 伸展运动训练；b. 屈曲运动训练

髋关节行屈曲、伸展训练，可行主动训练也可由治疗师辅助被动练习，本训练亦可屈膝进行。

3. 膝关节屈曲 / 伸展运动训练

（1）起始体位（图 7-18）。

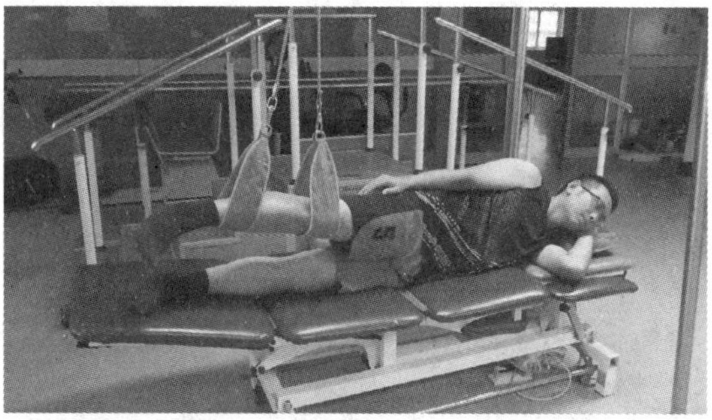

图 7-18　膝关节屈曲 / 伸展运动训练起始位

患者侧卧位，头枕于臂或垫之上，膝关节轴向悬吊，吊带固定踝，窄带置于膝部，拉高绳索使腿处于水平位。

（2）对患者的指导（图 7-19a，b）。

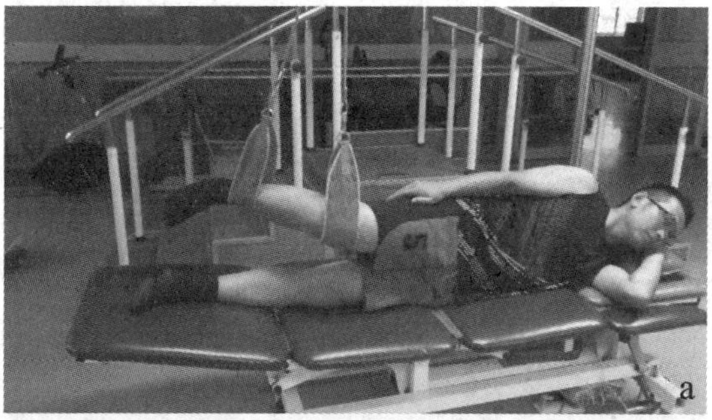

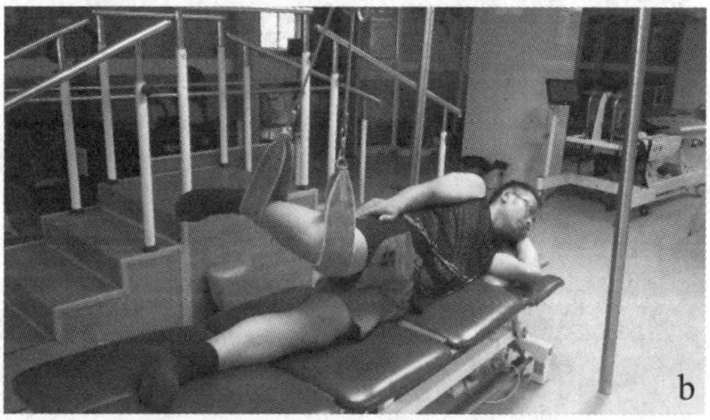

图 7-19　膝关节屈曲、伸展运动训练
a. 伸展运动训练；b. 屈曲运动训练

膝关节行屈曲 / 伸展训练，可行主动训练也可由治疗师辅助被动练习。

4. 髋关节伸展力量训练

（1）起始体位（图 7-20）。

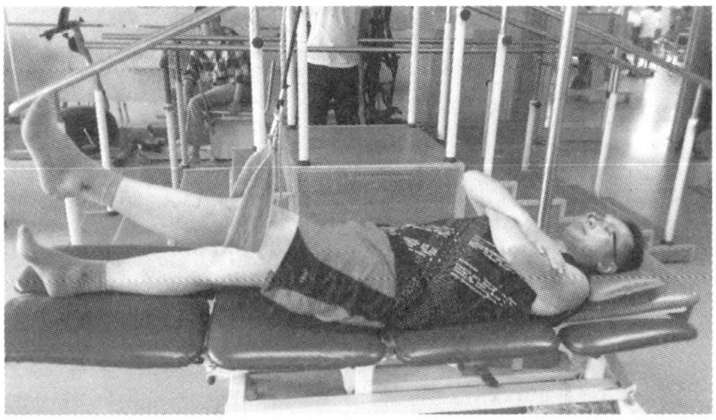

图 7-20 髋关节伸展力量训练起始位

患者仰卧位，双臂抱胸，弹性绳系窄带于大腿远端，吊带高于床面 30cm 垂直悬吊。

（2）对患者的指导（图 7-21a，b）。

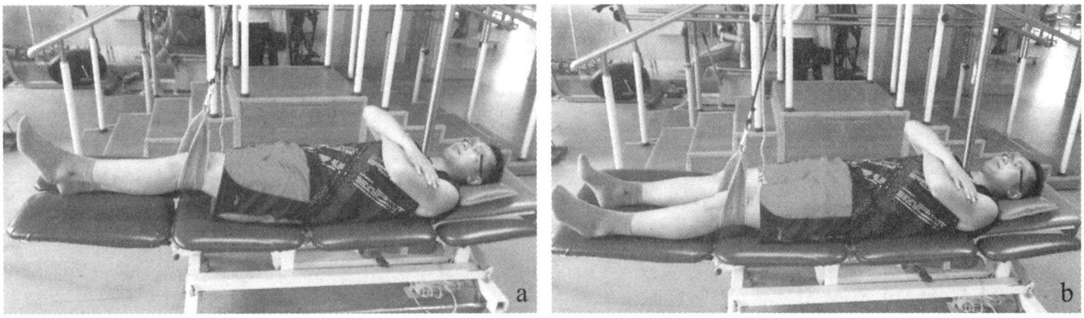

图 7-21 髋关节伸展力量训练

保持下肢伸直，用力下压吊带。

（3）晋级训练（图 7-22a，b）。

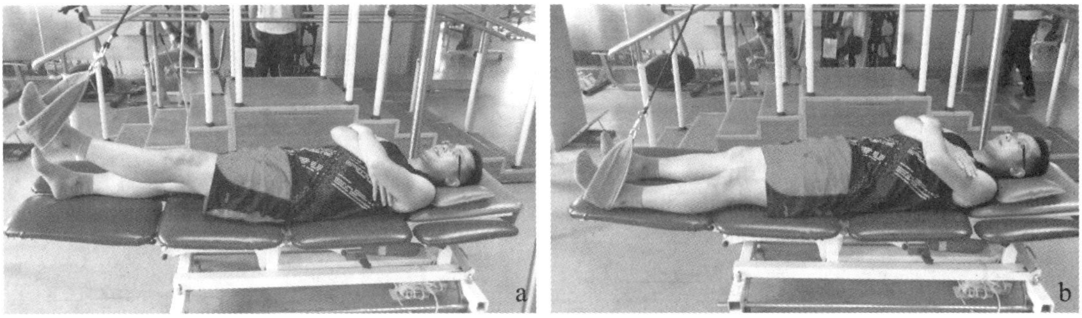

图 7-22 髋关节伸展力量训练晋级训练

逐渐增加弹性绳的弹力以增大阻力，逐渐向远端移动悬吊点以增加力臂。

5. 髋关节内收力量训练

（1）起始体位（图 7-23）。

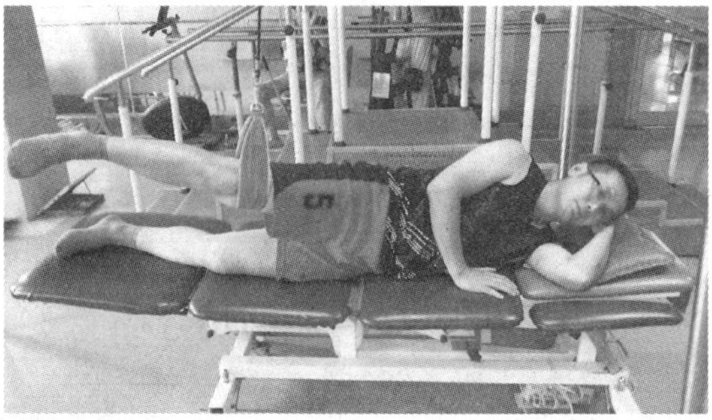

图 7-23 髋关节内收力量训练起始位

患者侧卧位，头枕于臂或垫之上，弹性绳系窄带于大腿远端，吊带高于床面 50cm 垂直悬吊。

（2）对患者的指导（图 7-24a，b）。

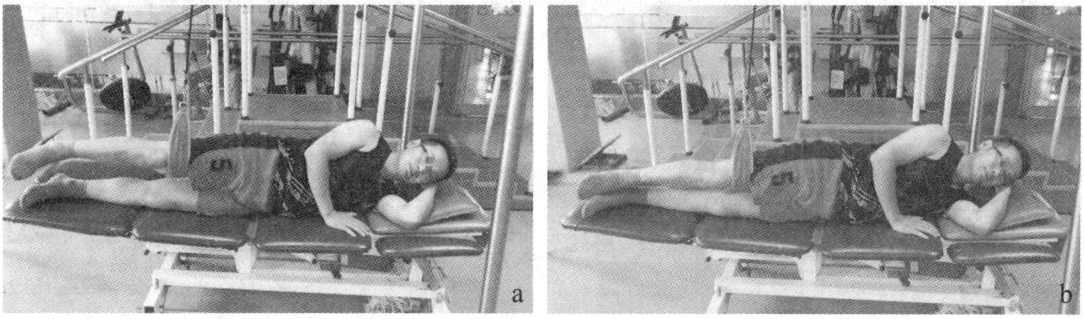

图 7-24 髋关节内收力量训练

用力下压吊带。

（3）晋级训练（图 7-25a，b）。

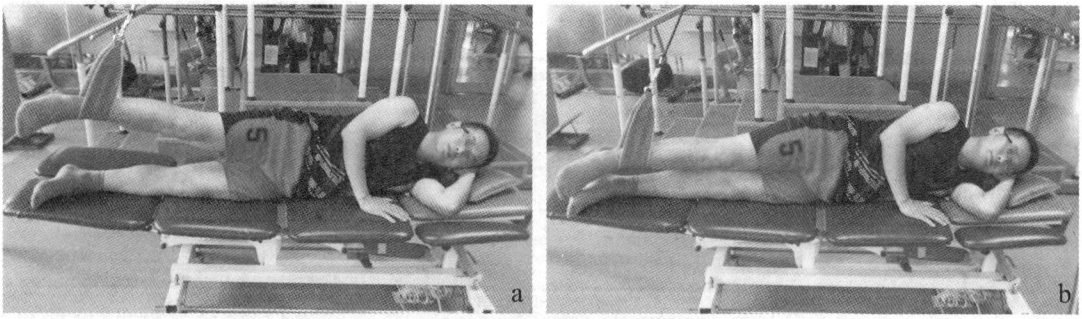

图 7-25 髋关节内收力量训练晋级训练

逐渐增加弹性带的弹力以增大阻力，逐渐向远端移动悬吊点以增加力臂。

6. 膝关节伸展力量训练

（1）起始体位（图 7-26）。

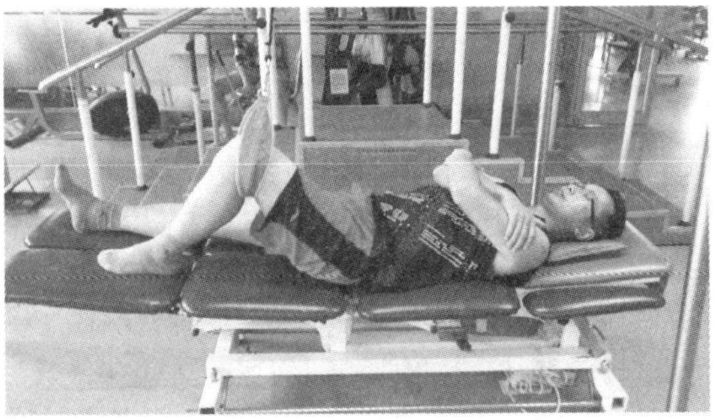

图 7-26 膝关节伸展力量训练起始位

患者仰卧位，双臂抱胸，弹性绳系窄带于膝，保持膝部屈曲，吊带高于床面 30cm 垂直悬吊。

（2）对患者的指导（图 7-27a，b）。

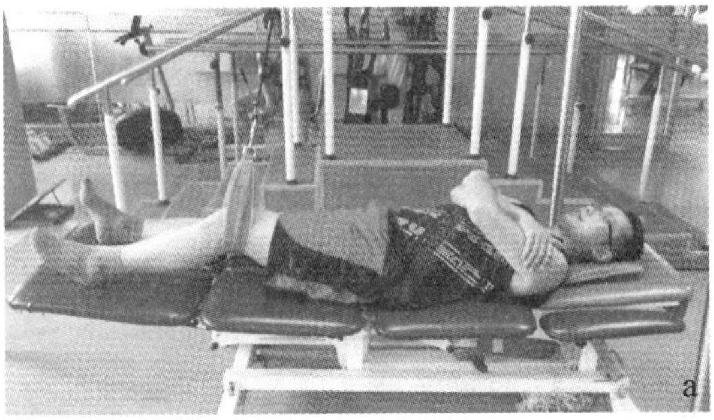

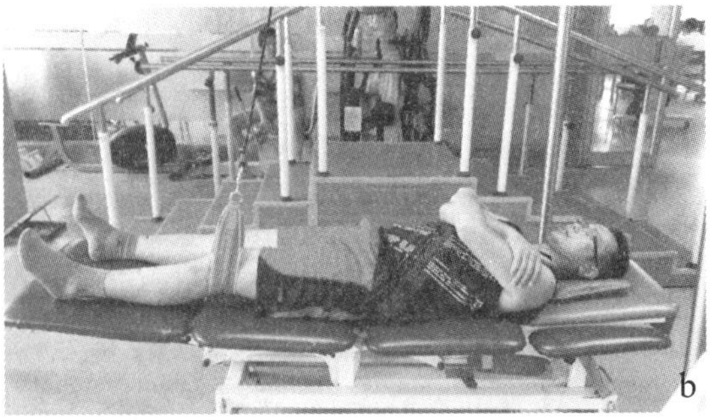

图 7-27 膝关节伸展力量训练

保持足跟于床面上，膝部用力下压吊带。

（3）晋级训练（图 7-28a，b）。

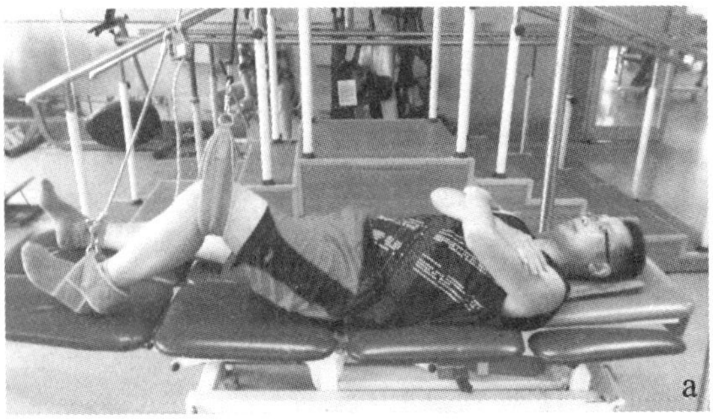

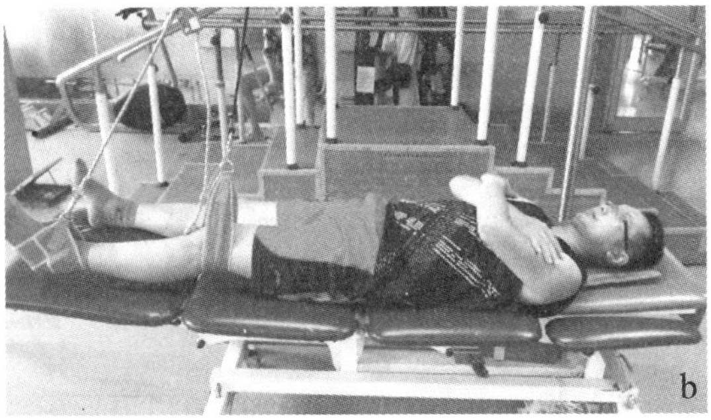

图 7-28 膝关节伸展力量训练晋级训练

逐渐增加弹性绳的弹力以增大阻力，吊带系于足跟。

四、躯干悬吊技术

1. 颈部侧屈训练

（1）起始体位（图 7-29）。

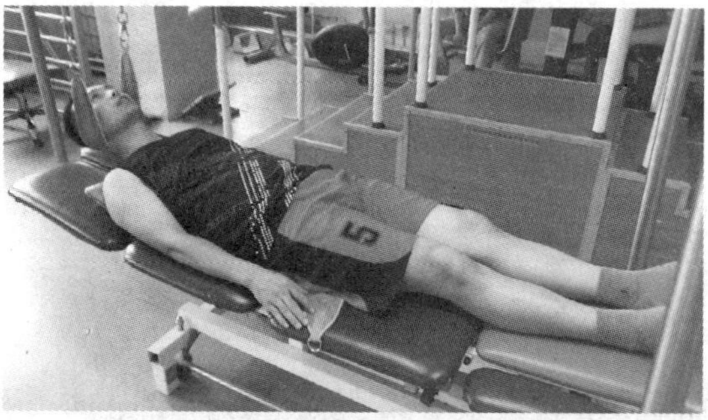

图 7-29 颈部侧屈训练起始位

患者仰卧，头枕于中分带，绳夹夹住两绳，调节中分带高度至患者感觉舒适。

（2）对患者的指导（图 7-30a，b）。

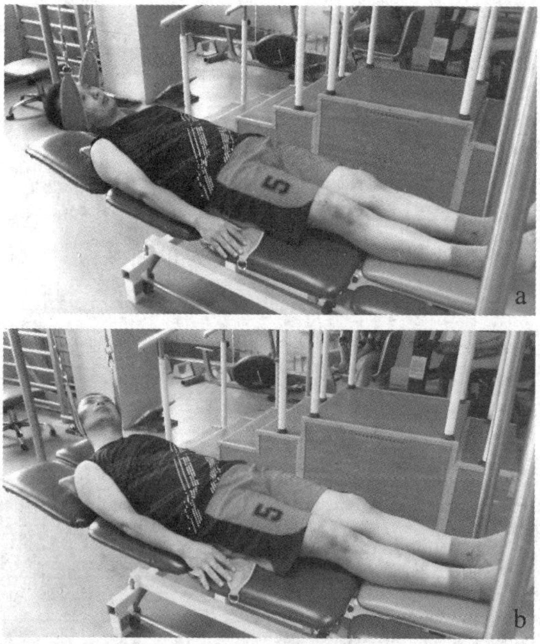

图 7-30 颈部侧屈训练

头缓慢侧移，完成颈部侧屈，可进行主动训练也可由治疗师辅助被动练习。

2. 颈部旋转训练

（1）起始体位（图 7-31）。

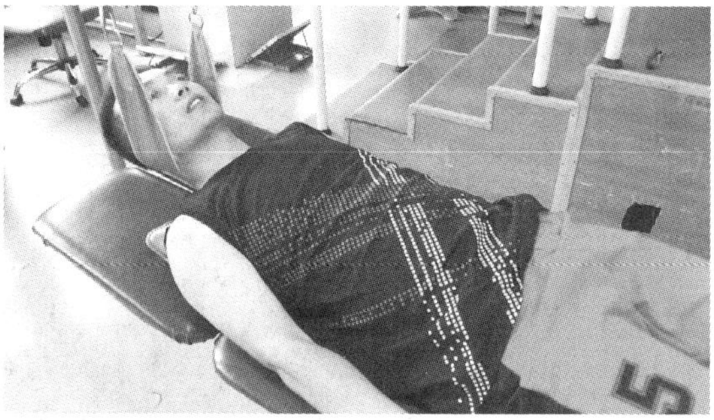

图 7-31 颈部旋转训练起始位

患者仰卧，头枕于中分带，绳夹夹住两绳，调节中分带高度至患者感觉舒适。

（2）对患者的指导（图 7-32a，b）。

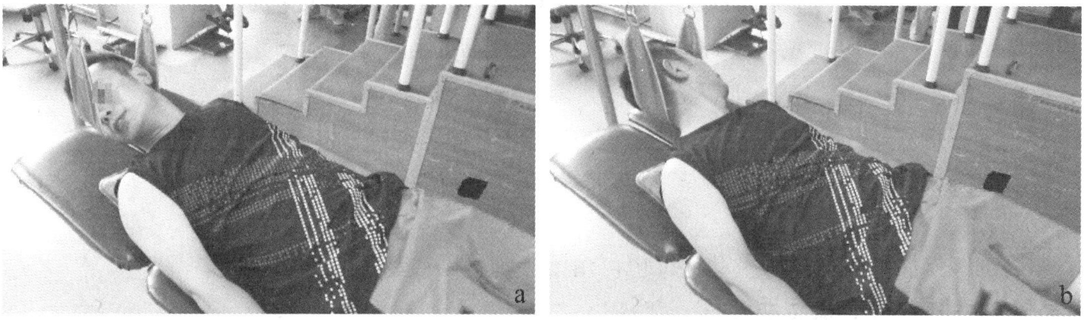

图 7-32 颈部旋转训练

头部缓慢转向一侧，可行主动训练也可由治疗师辅助被动练习。

3. 颈部屈曲 / 伸展训练

（1）起始体位（图 7-33）。

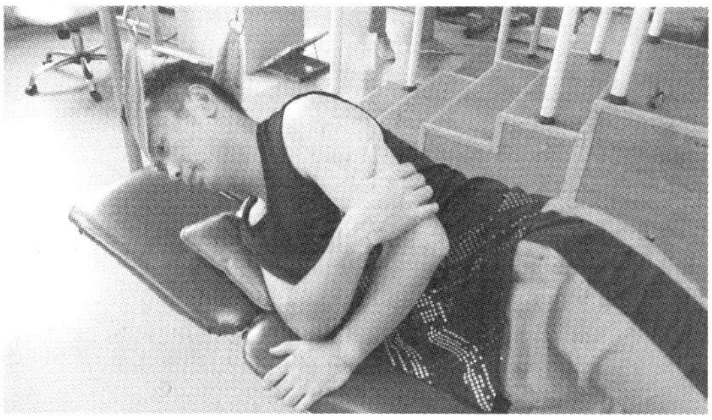

图 7-33 颈部屈曲 / 伸展训练起始位

患者侧卧，头枕于中分带，绳夹夹住两绳，调节中分带高度至患者感觉舒适。

（2）对患者的指导（图 7-34a，b）。

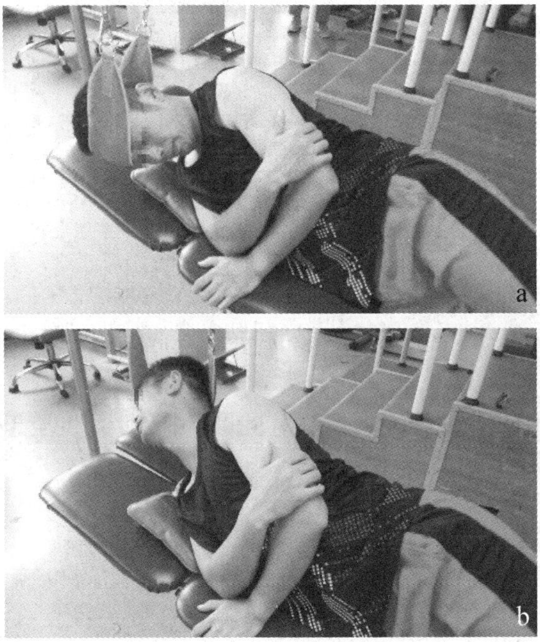

图 7-34 颈部屈曲、伸展训练

a. 屈曲训练；b. 伸展训练

头部缓慢屈伸，可进行主动训练也可由治疗师辅助被动练习。

4. 背部屈曲 / 伸展运动训练

（1）起始体位（图 7-35）。

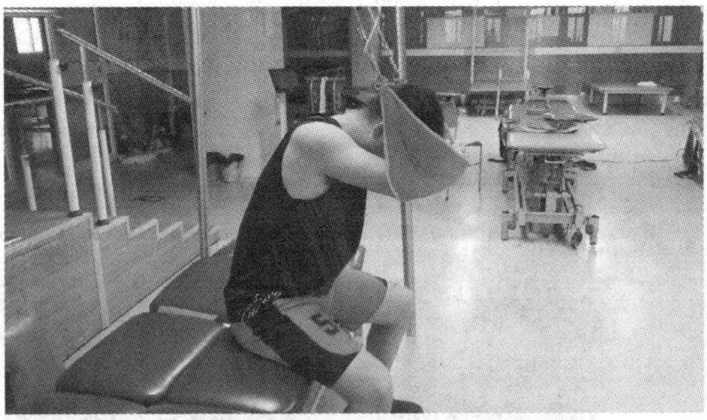

图 7-35 背部屈曲 / 伸展运动训练起始位

患者坐于训练器之下，宽带置于臂下，患者伏头于臂，宽带高度根据所要松动的脊柱节段调整。

（2）对患者的指导（图 7-36a，b）。

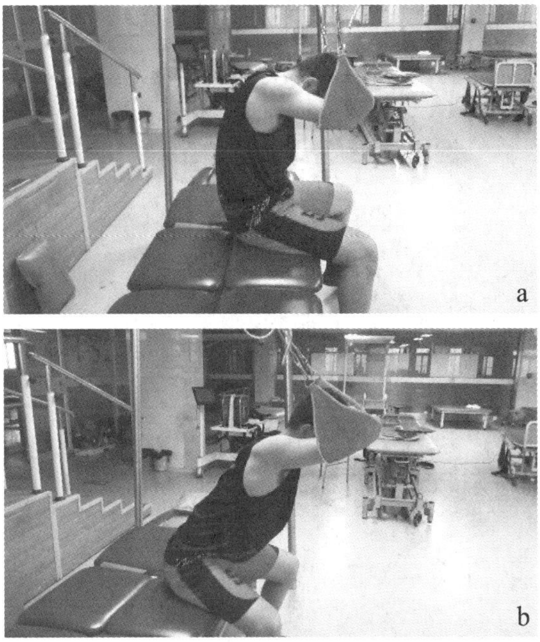

图 7-36　背部屈曲、伸展运动训练
a. 屈曲运动训练；b. 伸展运动训练

向前推宽带使背部伸展，屈曲背部回至起始位。

5. 背部侧屈运动训练

（1）起始体位（图 7-37）。

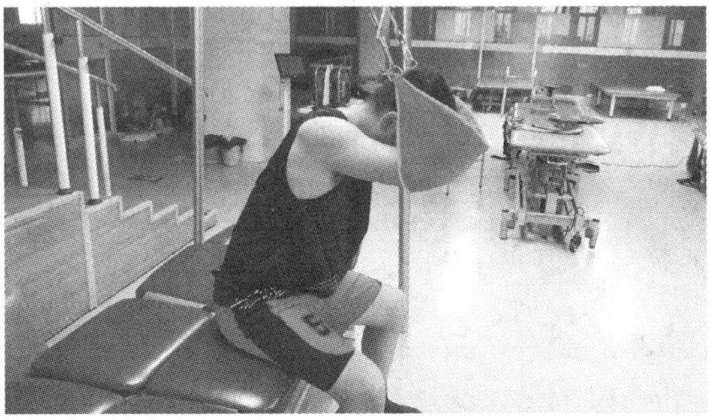

图 7-37　背部侧屈运动训练起始位

患者坐于训练器之下，宽带置于臂下，患者前倾，伏头于臂，宽带高度根据所要松动的脊柱节段调整。

（2）对患者的指导（图 7-38a，b）。

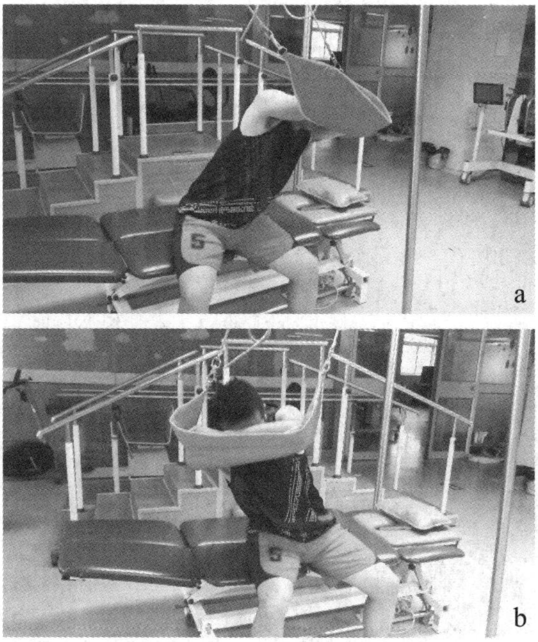

图 7-38　背部侧屈运动训练

上身侧移完成背部侧屈，可进行主动训练也可由治疗师辅助被动练习。

6. 背部旋转运动训练

（1）起始体位（图 7-39）。

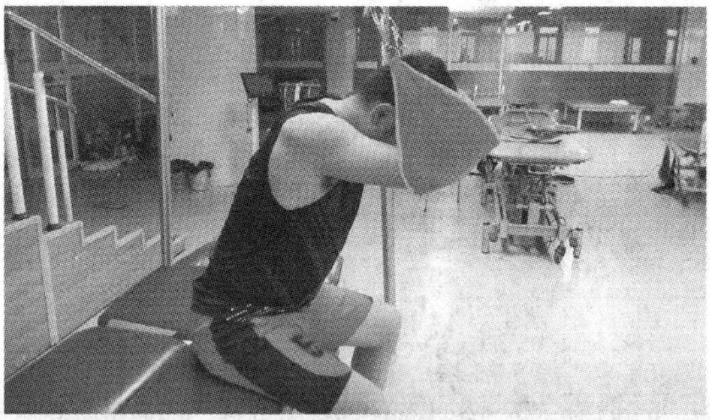

图 7-39　背部旋转运动训练起始位

患者坐于训练器之下，宽带系于穿过滑轮的黑绳上，宽带置于臂下，患者前倾，伏头于臂，宽带高度根据所要松动的脊柱节段调整。

（2）对患者的指导（图 7-40a，b）。

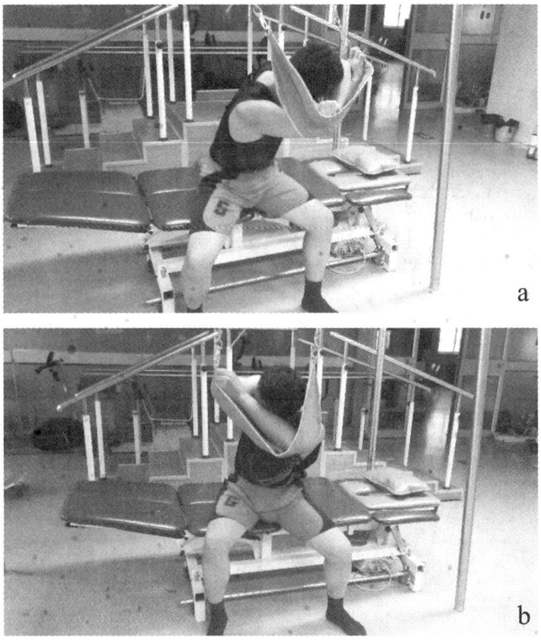

图 7-40 背部旋转运动训练

扭动上身完成背部旋转，可行主动训练也可由治疗师辅助被动练习。

7. 腹肌力量训练

（1）起始体位（图 7-41）。

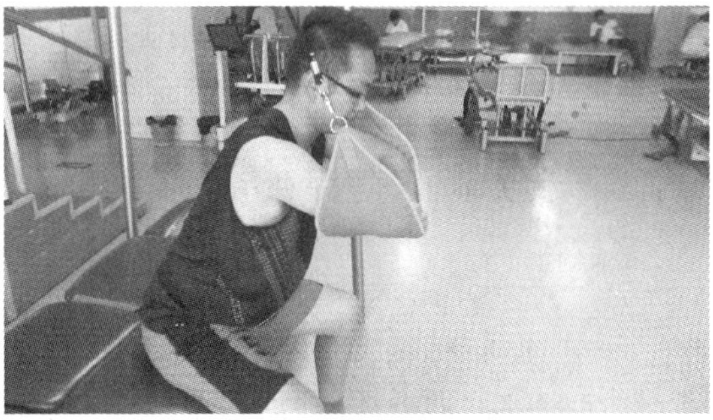

图 7-41 腹肌力量训练起始位

患者坐于训练器之下，宽带系于弹性绳上，宽带置于臂下，患者伏头于臂。

（2）对患者的指导（图7-42）。

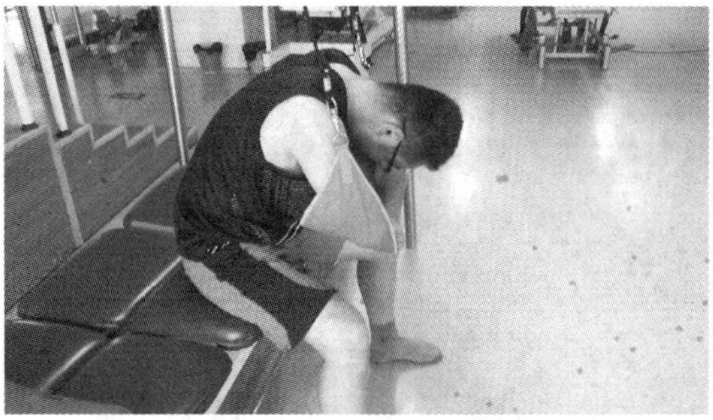

图7-42 腹肌力量训练－1

上身下压使腹肌收缩。

（3）对患者的指导（图7-43a，b）。

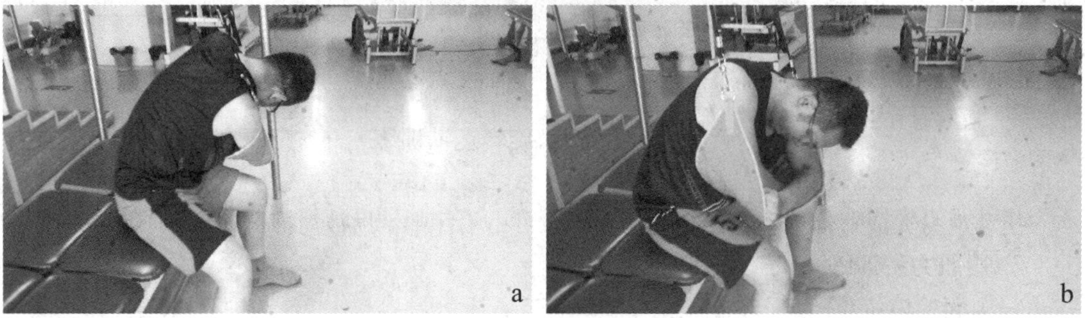

图7-43 腹肌力量训练－2

上身下压且扭转使腹内外斜肌收缩。

8. 仰卧位背部牵伸训练

（1）起始体位：患者仰卧，髋关节轴向悬吊，吊带系于踝部，拉高绳子使骨盆离开床面（图7-44）。

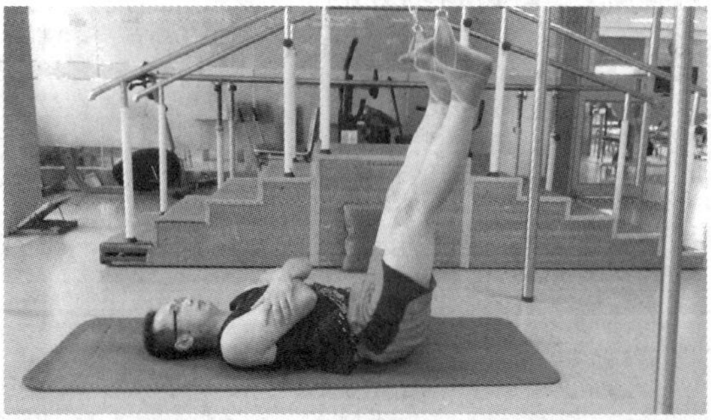

图7-44 仰卧位背部牵伸训练

（2）对患者的指导：尽量放松下背部。

【注意事项】

1. 强调在闭链运动模式下进行训练。
2. 训练中应保持无疼痛的状态。
3. 每组的训练负荷应该逐渐加大。
4. 在训练稳定肌时，强调使用低负荷的等长收缩（肌肉最大力的 20% ~ 40%）。

【思考题】

1. 悬吊技术的适应证和禁忌证。
2. 悬吊技术的基本原则。

（翟宏伟）

实训八　贴扎技术

【目的与要求】

掌握：

1. 贴扎技术的概念、专用名词。
2. 肌内效贴布的物理特性、原理、治疗作用。
3. 肌内效贴扎技术的适应证、禁忌证。
4. 肌内效贴扎技术的基本贴扎技术。

熟悉：

1. 肌内效贴扎临床常见问题。
2. 肌内效贴扎技术的注意事项。

了解：贴扎技术的分类及其特点。

【实训组织运行要求】

演示性实训、操作性实训，共2学时，以集中授课形式和学生自主训练的开放模式相结合的教学。

【教具与设备】

PT体位床、肌内效贴布、剪刀等。

【实训内容】

1. 肌内效贴布常用形状的剪裁、各种拉力下的贴扎。
2. 颈椎病、下背痛的贴扎技术。
3. 四肢关节的贴扎技术。
4. 头面部的贴扎技术。

【原理、方法和手段】

1. 实训原理　通过粘贴的肌内效贴布的密度差牵动皮肤的走向，增加皮肤与肌肉之间的间隙，恢复筋膜系统的通透性与流通，促进淋巴及血液循环，从而移除局部疲劳代谢产物、炎症反应产生的物质、疼痛的物质、内部微小出血等，达到缓解疼痛、消除肿胀、支持和放松软组织、矫正姿势、改变运动模式的效果（图8-1、图8-2）。

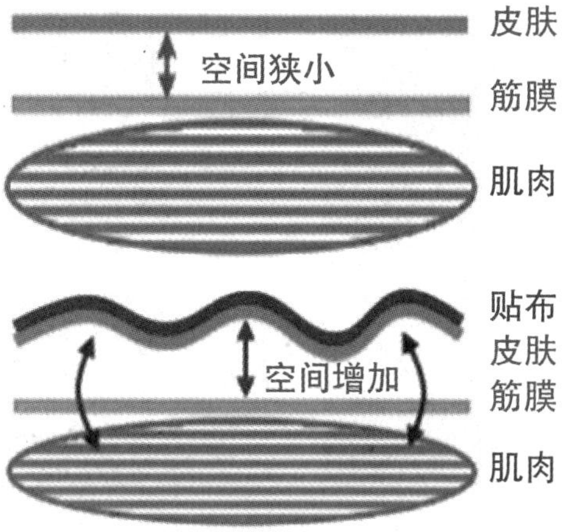

图 8-1 肌内效贴布增加皮下组织的血液循环示意图

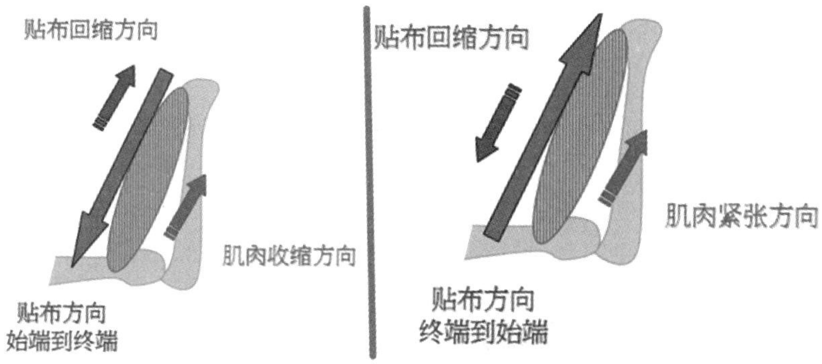

图 8-2 肌内效贴布促进肌肉收缩和放松肌肉示意图

2. **实训方法和手段** 演示不同部位的肌内效贴扎技术，以实际操作并结合病例讲述。具体包括：教师示范、学生分组训练、教师巡查并指导讲解、学生示范。

【实训步骤】

适应证：运动损伤、急慢性骨关节炎、劳损、淋巴水肿、中枢神经系统疾病导致的运动模式改变等。

禁忌证：恶性肿瘤、感染、蜂窝织炎、开放性伤口、深静脉血栓等。

操作方法：

（一）颈椎病的肌内效贴扎技术实训

1. 颈部肌肉紧张的贴法 Y 形贴布放松斜方肌上部贴法（图 8-3）。
2. 颈部肌肉无力的贴法 Y 形贴布促进半棘肌收缩贴法（图 8-4）。
3. 落枕的贴法 Y 形贴布放松斜角肌贴法（图 8-5）。
4. 姿势不良的贴法。

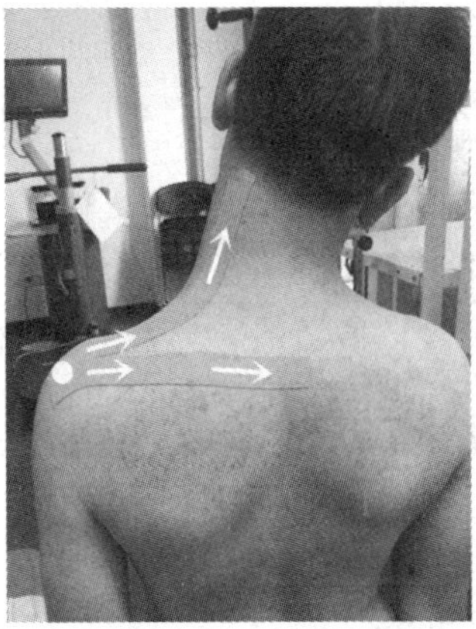

图 8-3　Y 形贴布放松斜方肌上部贴法

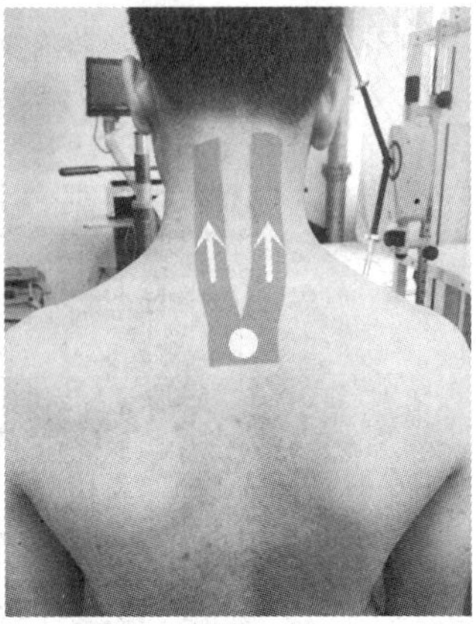

图 8-4　Y 形贴布促进半棘肌收缩贴法

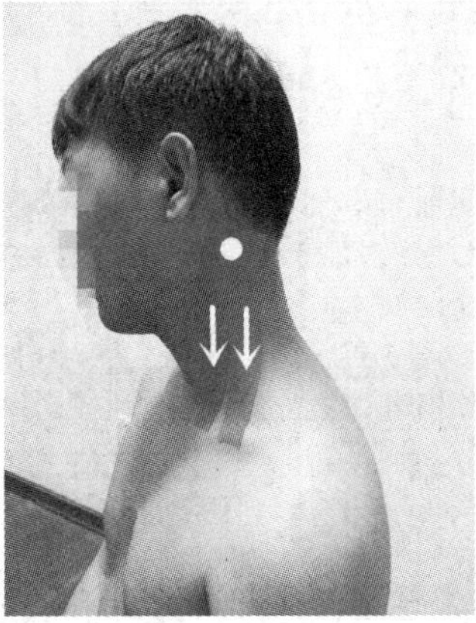

图 8-5　Y 形贴布放松斜角肌贴法

（二）**下背痛的肌内效贴扎技术实训**

1. 腰部肌肉拉伤的贴法 Y 形贴布放松腰方肌贴法（图 8-6）。

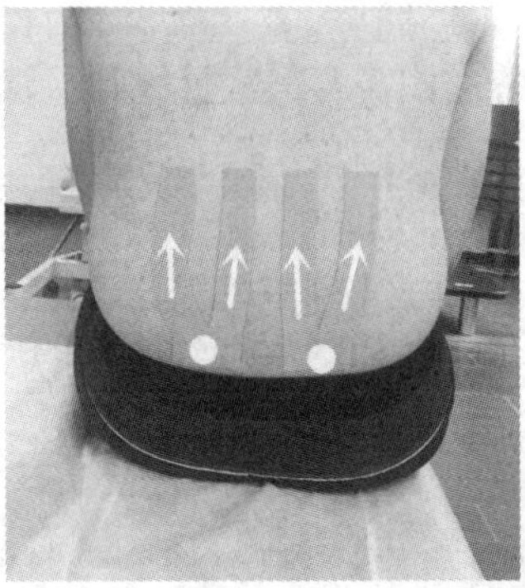

图 8-6　Y 形贴布放松腰方肌贴法

2. 腰椎间盘突出的贴法 I 形贴布腰部支持贴法（图 8-7、图 8-8）。
3. 姿势不良的贴法。

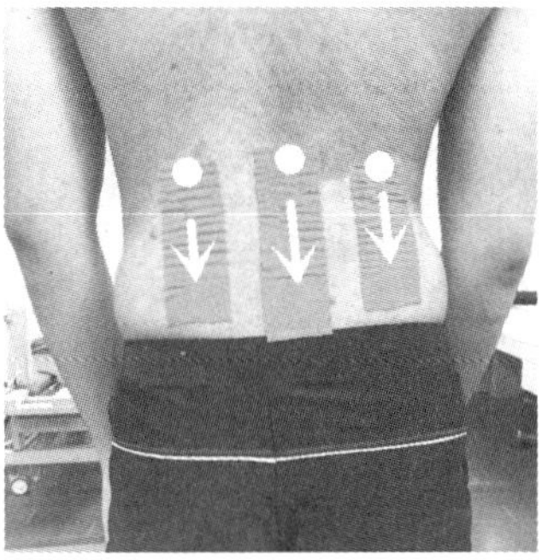
图 8-7　I 形贴布腰部支持贴法

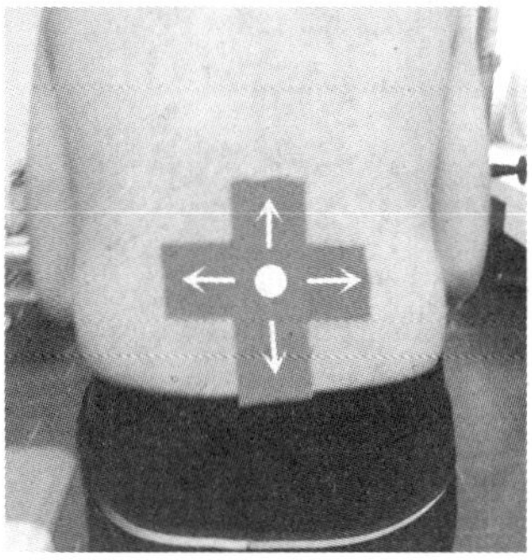
图 8-8　I 形贴布腰部支持“米”字贴法

（三）上肢的肌内效贴扎技术实训

1. 肩关节的贴扎技术

（1）肩袖损伤的贴法（图 8-9）。
（2）肩周炎的贴法（图 8-10）。
（3）肩关节半脱位的贴法（图 8-11）。
（4）肩手综合征的贴法。

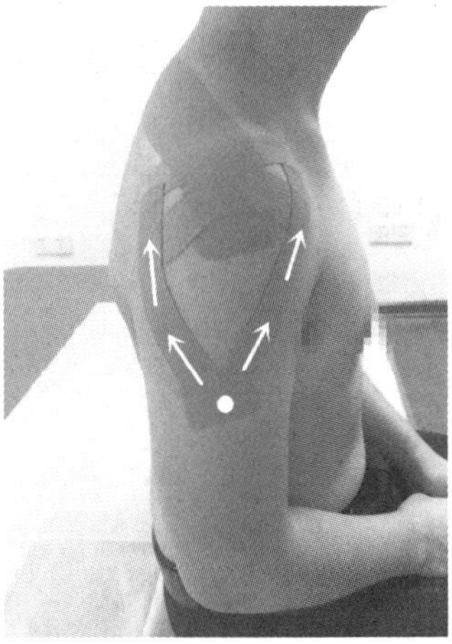
图 8-9　肩袖损伤贴法

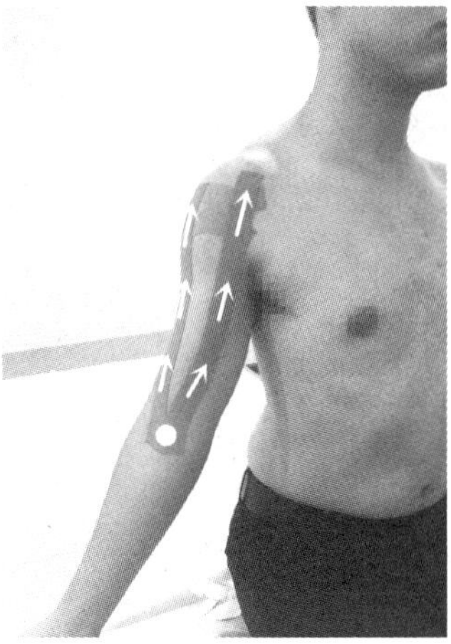
图 8-10　肩周炎（肱二头肌长头腱炎）贴法

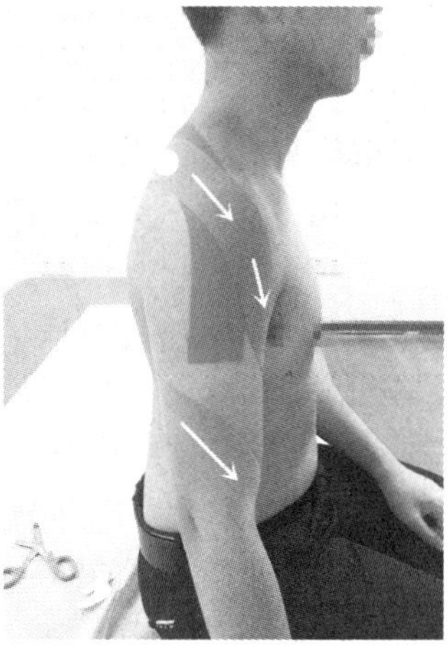
图 8-11　脑卒中肩关节半脱位贴法

2. 肘关节的贴扎技术

（1）网球肘的贴法（图 8-12）。
（2）高尔夫球肘的贴法（图 8-13）。

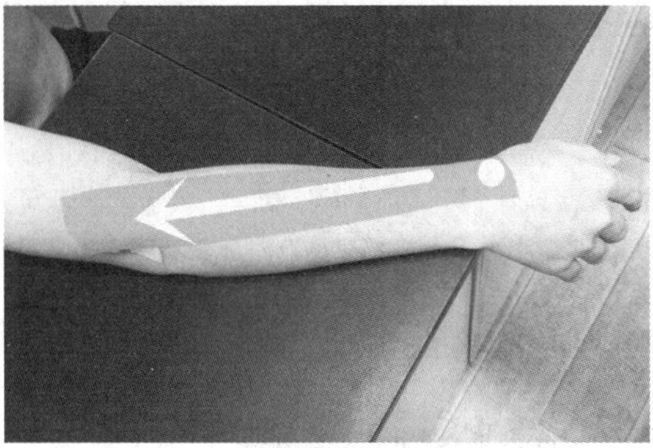

图 8-12 网球肘贴法

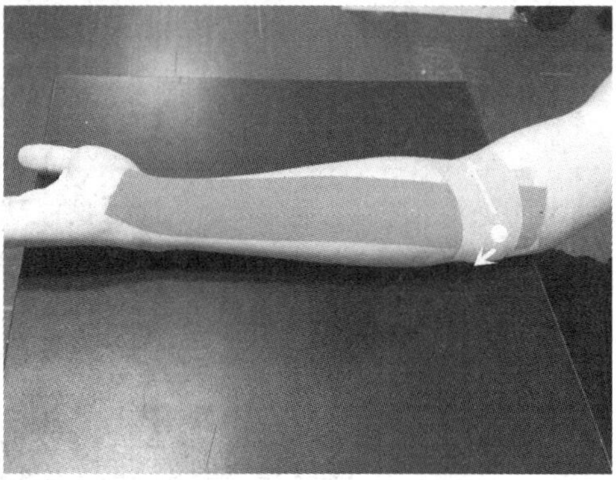

图 8-13 高尔夫球肘贴法

3. 腕关节的贴扎技术

（1）桡骨茎突狭窄性腱鞘炎的贴法（图 8-14）。

（2）肩手综合征的贴法（图 8-15）。

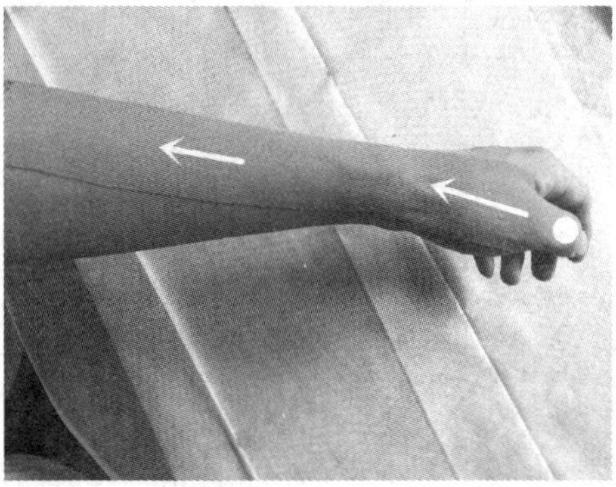

图 8-14 桡骨茎突狭窄性腱鞘炎贴法

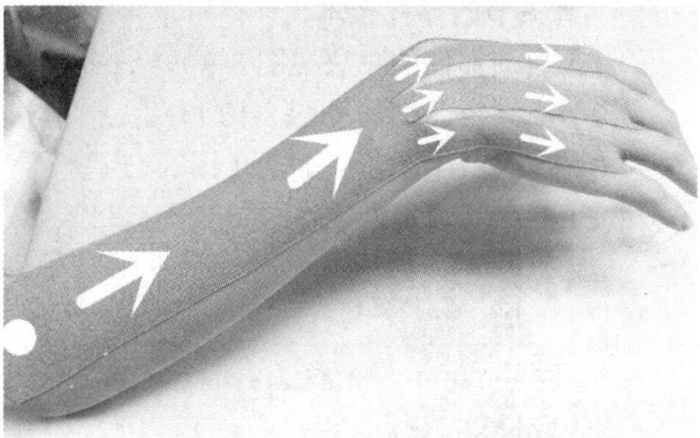

图 8-15 肩手综合征贴法

（四）下肢的肌内效贴扎技术实训

1. 膝骨性关节炎的贴法（图 8-16）。
2. 膝关节软组织损伤的贴法。
3. 髌骨软化症的贴法（图 8-17）。
4. 踝关节扭伤的贴法（图 8-18）。
5. 跟腱损伤贴法。
6. 足底筋膜炎的贴法（图 8-19）。
7. 跗外翻的贴法。
8. 脑卒中偏瘫步态的下肢贴法（图 8-20）。

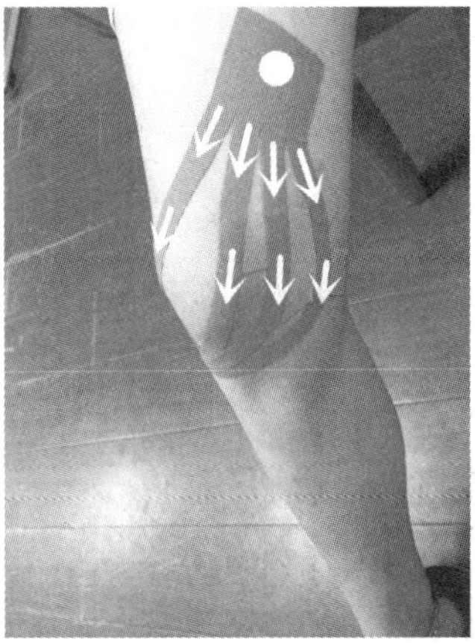

图 8-16 膝关节骨性关节炎贴法

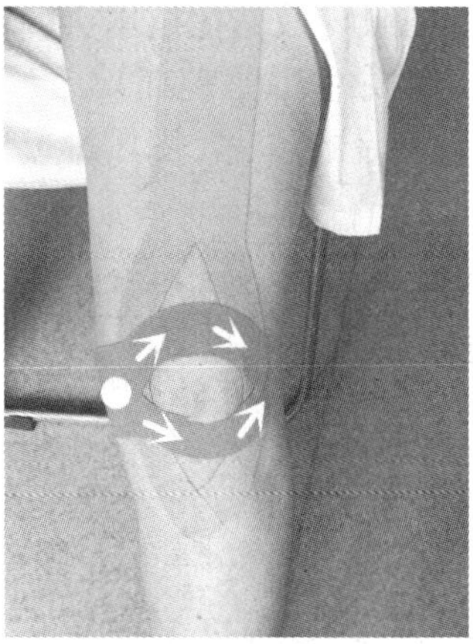

图 8-17 髌骨软化症贴法

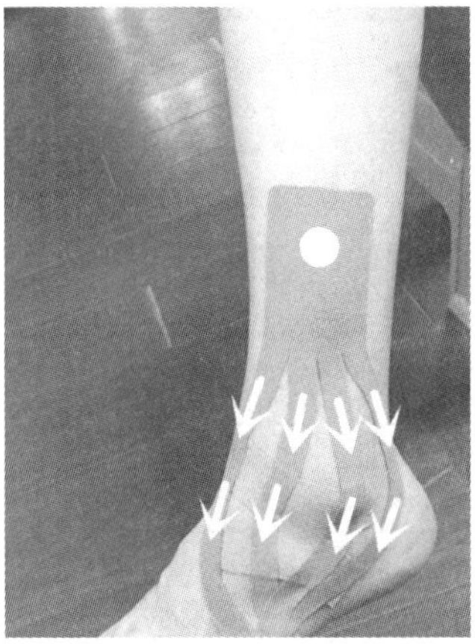

图 8-18 踝关节扭伤贴法

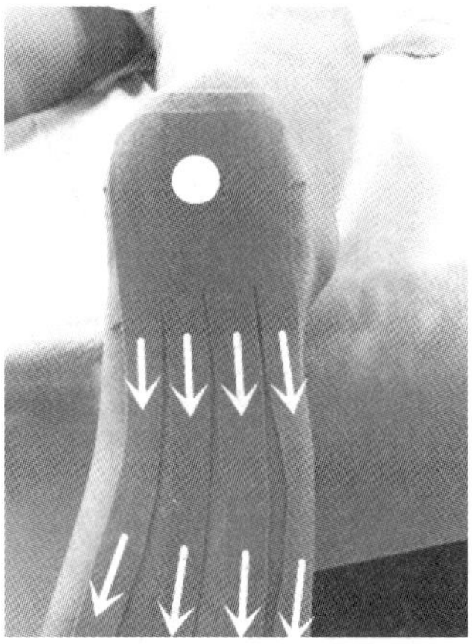

图 8-19 足底筋膜炎贴法

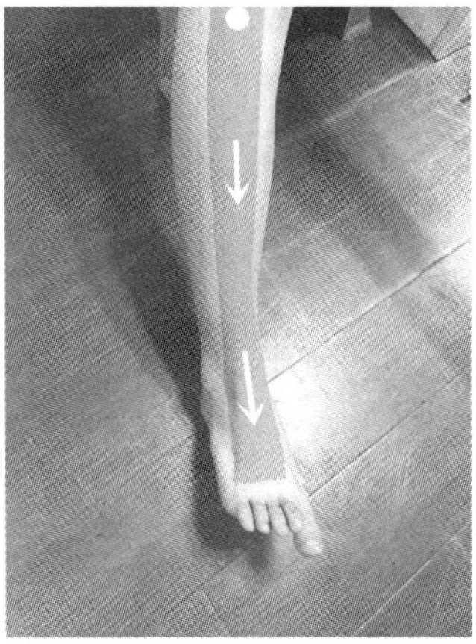

图 8-20 脑卒中足下垂贴法

（五）头面部的肌内效贴扎技术实训

1. 周围性面瘫的贴法（图 8-21）。
2. 颞下颌关节紊乱的贴法（图 8-22）。

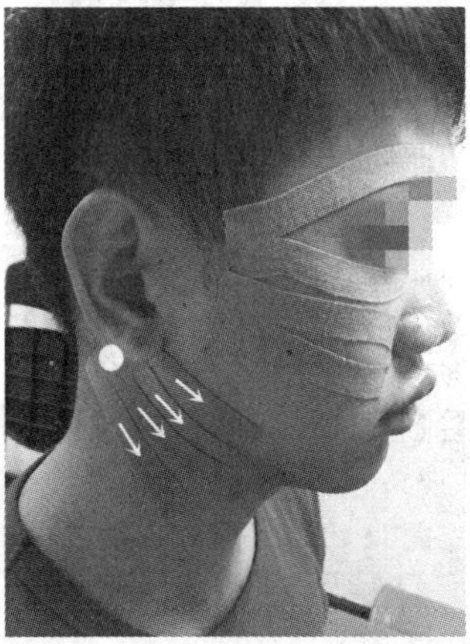

图 8-21 周围性面瘫贴法

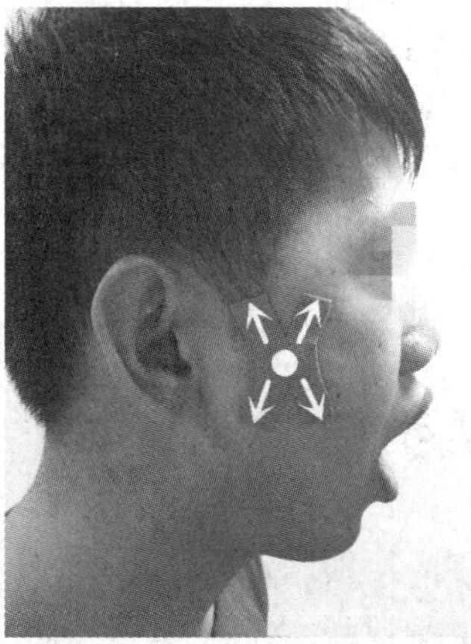

图 8-22 颞下颌关节紊乱贴法

【注意事项】

1. 贴扎前应对患者进行评估，以选择合适的贴扎技术。
2. 贴扎中患者体位的摆放。
3. 贴扎时注意肌内效贴布的牵引方向和拉力的大小。
4. 贴扎完成后观察患者有无不适或过敏反应等。

【思考题】

1. 肌内效贴扎技术对异常肌张力的影响？
2. 肌内效贴扎技术与其他贴扎技术的异同点？

（倪国新）

实训九　平衡与协调训练

【目的与要求】

掌握：

1. 平衡的定义、分类和训练原则、方法。
2. 协调的定义、分类和训练原则、方法。

熟悉：平衡和协调训练的注意事项。

了解：平衡和协调的维持机制。

【实训组织运行要求】

演示性实训、操作性实训，共 2 学时，以集中授课形式和学生自主训练的开放模式相结合的教学。

【教具与设备】

治疗床、平衡板、训练球、平衡仪、镜子；作业治疗桌、套圈板、木插板等。

【实训内容】

1. 平衡功能训练各种体位下三级平衡训练，前庭功能训练。
2. 协调功能训练轮替动作练习和方向性的动作练习。

【原理、方法和手段】

1. 实训原理　对具有平衡功能障碍和协调障碍的患者进行针对性的重复训练，提高其平衡和协调能力。

2. 实训方法和手段　演示平衡和协调训练的方法，以实际操作并结合病例讲述。包括：教师示范、学生分组训练、教师组间巡查并指导讲解、学生示范。

【实训步骤】

一、平衡功能训练

适应证：具有平衡功能障碍的患者。

操作方法：

1. 训练体位　平衡训练时，一般先从卧位开始。因为卧位的支撑面最大，最稳定，患者比较容易掌握平衡技巧。逐渐过渡到最不稳定的体位（如站立位）。

2. 训练次序　训练顺序为：仰卧位→前臂支撑下的俯卧位→肘膝跪位→双膝跪位→半

跪位→坐位→站立位。其中对于截瘫的患者，主要训练体位是前臂支撑下的俯卧位→肘膝跪位→双膝跪位→半跪位→坐位→站立位，而对于偏瘫患者其主要训练体位是仰卧位→坐位→站立位。不论在什么体位下训练，首先需要控制头部的稳定，其次是颈部和躯干肌肉的协同收缩，来保持躯干的稳定性。

（一）仰卧位训练

此种体位下的平衡训练主要适合于偏瘫患者。平衡训练的主要内容是躯干的平衡训练，所采用的训练方法是桥式运动。当患者不能主动完成抬臀动作时，可给以适当的帮助。治疗师可将一只手放在患者的患膝上，然后向前下方拉压膝关节，另一只手拍打患侧臀部，刺激臀肌收缩，帮助患髋伸展。在进行桥式运动时，患者两足间的距离越大，伸髋时保持屈膝所需的分离性运动成分就越多。随着患者控制能力的改善，可逐渐调整桥式运动的难度，如由双桥运动过渡到单桥运动。

（二）前臂支撑下俯卧位训练

此种训练体位主要适合截瘫患者，是上肢和肩部的强化训练及持拐步行前的准备训练。

1. **静态平衡训练** 患者取俯卧位，前臂支撑上肢体重，保持静态平衡。开始时保持的时间较短，随着平衡功能的逐渐改善，保持时间达到30分钟后，则可以再进行动态平衡训练。

2. **他动态平衡训练** 患者取俯卧位，前臂支撑上肢体重，治疗师向各个方向推动患者的肩部。

3. **自动态平衡训练** 患者取俯卧位，前臂支撑上肢体重，自己向各个方向活动并保持平衡。

（三）肘膝跪位训练

此种训练体位适合截瘫患者，运动失调症和帕金森病等具有运动功能障碍的患者。

1. **静态平衡训练** 患者取肘膝跪位，由肘部和膝部作为体重支撑点，在此体位下保持平衡。保持时间如果达到30分钟，再进行动态平衡训练。

2. **他动态平衡训练** 患者取肘膝跪位，治疗师向各个方向推动患者，推动的力度和幅度逐渐由小到大。

3. **自动态平衡训练** 患者取肘膝跪位。

（1）整体活动：患者自己向前、后、左、右各个方向活动身体并保持平衡，也可上、下活动躯干并保持平衡。

（2）肢体活动：然后可指示患者将一侧上肢或下肢抬起并保持平衡，随着稳定性的增强，再将一侧上肢和另一侧下肢同时抬起并保持平衡，如此逐渐增加训练的难度和复杂性。

（四）双膝跪位和半跪位训练

这两种训练体位主要适合于截瘫患者，双膝跪位平衡掌握后，再进行半跪位平衡训练。

1. **静态平衡训练** 患者取双膝跪位或半跪位，然后保持平衡。静态平衡保持达到30分钟后，可进行动态平衡训练。

2. **他动态平衡训练** 患者取双膝跪位或半跪位。

（1）治疗床上训练：患者跪于治疗床上，治疗师向各个方向推动患者。

（2）平衡板上训练：患者跪于平衡板上，治疗师向各个方向推动患者。由于平衡板会随着患者身体的倾斜而出现翘动，从而提供了一个活动的支持面，增加了训练的难度。

3. 自动态平衡训练 患者取双膝跪位或半跪位。

（1）向各个方向活动：患者自己向各个方向活动身体，然后保持平衡。

（2）抛接球训练：治疗师在患者的各个方向向患者抛球，患者接到球后，再抛给治疗师，如此反复。抛球的距离和力度可逐渐加大，以增加训练难度。

无论是患者自己活动，还是抛接球训练，都可以先在治疗床上进行，然后在平衡板上进行，逐渐增加训练的复杂性。

（五）坐位训练

1. 长坐位平衡训练 临床中患者会根据自身的残疾情况而选用最舒适的坐姿。一般来说截瘫患者多采用长坐位进行平衡功能训练。

（1）静态平衡训练：患者取长坐位，前方放一面镜子，治疗师于患者的后方，首先辅助患者保持静态平衡，逐渐减少辅助力量，待患者能够独立保持静态平衡 30 分钟后，再进行动态平衡训练。

（2）他动态平衡训练：患者取长坐位。患者坐于治疗床上，治疗师向侧方或前、后方推动患者，使患者离开原来的起始位，开始时推动的幅度要小，待患者能够恢复平衡，再加大推动的幅度。患者也可坐于平衡板上，治疗师向各个方向推动患者。

（3）自动态平衡训练：患者取长坐位。可指示患者向左右或前后等各个方向倾斜，躯干向左右侧屈或旋转，或双上肢从前方或侧方抬起至水平位，或抬起举至头顶，并保持长坐位平衡。当患者能够保持一定时间的平衡，就可以进行触碰物体训练和抛接球训练。

2. 端坐位平衡训练 偏瘫患者多采用端坐位平衡训练。能很好地保持端坐位平衡，才能进行站立位的平衡训练，为步行做好准备。

先进行坐起适应性训练，先将床头摇起 30°，开始坐起训练，并维持 15 ~ 30 分钟，观察患者的反应，2 ~ 3 天未有明显异常反应者即可增加摇起的角度，一般每次增加 15°，如此反复，逐渐将床摇至 90°。当患者经过坐起适应性训练后，则可以进行下面的训练。

（1）静态平衡训练：患者取端坐位，开始时可辅助患者保持静态平衡，待患者能够独立保持静态平衡一定时间后，再进行动态平衡训练。

（2）他动态平衡训练：患者取端坐位。患者坐于治疗床上，治疗师向各个方向推动患者，推动的力度逐渐加大，患者能够恢复平衡和维持端坐位，然后患者可坐于治疗板上及训练球上，治疗师向各个方向推动患者。

（3）自动态平衡训练：患者取端坐位，治疗师可指示患者向各个方向活动，侧屈或旋转躯干，或活动上肢的同时保持端坐位平衡。然后进行触碰物体训练和抛接球训练。

（六）站立位训练

患者的坐位平衡改善后，就可以进行站立位平衡训练。无论是偏瘫、截瘫还是其他情况引起的平衡功能障碍，进行站立位的平衡训练，都是为步行做好准备，并最终达到步行的目的。

1. 静态平衡训练 先进行辅助站立训练，然后进行独立站立训练。

（1）辅助站立训练：在患者尚不能独立站立时，需首先进行辅助站立训练。可以由治疗师扶助患者，也可以由患者自己扶助肋木、助行架、手杖或腋杖等，或者患者站于平行杠内扶助步行。当患者的静态平衡稍微改善后，则可以减少辅助的程度，如由两位治疗师扶助减少为一位治疗师扶助，或由扶助助行架改为扶助四脚拐，由四脚拐再改为三脚拐，再改为单脚拐。当平衡功能进一步改善，不需要辅助站立后，则开始进行独立站立平衡训练。

（2）独立站立训练：患者面对镜子保持独立站立位，这样在训练时可以提供视觉反馈，协助调整不正确的姿势。独立站立并可保持平衡达到一定的时间，就可以进行他动态站立平衡训练。

2. 他动态平衡训练 患者面对镜子保持独立站立位。

（1）硬而大的支撑面上训练：患者站在平地上，双足分开较大的距离，有较大的支撑面，利于保持平衡。治疗师站于患者旁边，向不同方向推动患者，可以逐渐增加推动的力度和幅度，增加训练的难度。

（2）软而小的支撑面上训练：随着平衡功能的改善，可以由硬的支撑面改为小而软的支撑面，例如站在气垫上或软的床垫上等，也可以缩小支撑面，并足站立，或单足站立。然后治疗师向各个方向推动患者，使其失衡后再恢复平衡。

（3）活动的支撑面上训练：可以提供活动的支撑面给患者站立，如平衡板，进一步增加训练的难度，然后治疗师向各个方向推动患者。

3. 自动态平衡训练 患者仍需要面对镜子站立，治疗师站于患者旁边。自动态平衡的训练方法较多，具体如下。

（1）向各个方向活动：站立时足保持不动，身体交替向侧方、前方或后方倾斜并保持平衡；身体交替向左右转动并保持平衡。

（2）左右侧下肢交替负重：左右侧下肢交替支撑体重，每次保持 5 ~ 10 秒，治疗师需特别注意监护患者，以免发生跌倒，也需注意矫正不正确的姿势。

（3）太极拳云手式训练：可以采用太极拳的云手式进行平衡训练。云手式是身体重心一个连续的前后左右的转移过程，同时又伴随上肢的运动，因而是一个训练平衡的实用方法。

（4）触碰物体：治疗师手拿物体，放于患者的正前方、侧前方、正上方、侧上方、正下方、侧下方等各个方向，让患者来触碰物体。

（5）抛接球训练：在进行抛接球训练时可以从不同的角度向患者抛球，同时可逐渐增加抛球的距离和力度来增加训练的难度。

（6）伸手拿物：拿一物体放于地面上距离患者不同的地方，鼓励患者弯腰伸手去拿物体。

（7）平衡测试仪训练：平衡测试仪除了可以用来客观地评定平衡功能，还可以用于平衡功能的训练。训练时，患者双足放在测试仪的测力平台上，在仪器的显示屏上通过不同的图标来显示双足所承担的体重。正常人每侧足承受体重的 50%，通过有意识地将体重转移到一侧下肢，可以提高对自动态平衡能力的训练。

二、特殊的平衡训练——前庭功能的训练

1992 年 Susan 等设计了一套提高前庭适应性和在平衡中诱发视觉和本体感觉参与的提高平衡功能的训练，具体方法为：

1. 患者双足尽可能靠拢，必要时双手或单手扶墙保持平衡，然后左右转头，再单手或双手不扶墙站立，时间逐渐延长并仍保持平衡，双足再靠拢些。

2. 患者步行，必要时他人给予帮助。

3. 患者练习在行走中转头。

4. 患者双足与肩同宽站立，直视前方目标，逐渐使支撑面变窄，即双足间距离缩短至

1/2 足长，在进行训练时，双眼先断续闭拢，然后闭眼时间逐渐延长，同时，前臂先伸展，然后放置体侧，再交叉于胸前，在进行下一个难度训练之前，每一体位至少保持 15 秒，训练时间总共为 5 ~ 15 分钟。

5. 患者站立于软垫上，可从站立于硬地板开始，逐渐过渡到在薄地毯、薄枕头或沙发垫上站立。

6. 患者在行走中转圈练习，从转大圈开始，逐渐变得越来越小，两个方向均应练习。

三、结合新技术的平衡训练

1. 虚拟现实下平衡训练 穿戴好虚拟现实技术装置，选取适当的游戏，使患者在做这些游戏的过程中进行平衡训练。

2. 康复机器人辅助下平衡功能训练 穿戴好外骨骼康复机器人，设置相应的参数，然后辅助患者进行平衡和步行训练。

四、协调功能训练

（一）上肢协调训练

1. 轮替动作练习 主要根据关节的活动方向而进行。

（1）双上肢交替上举：左、右侧上肢交替举过头顶高度，手臂尽量保持伸直，并逐渐加快练习的速度。

（2）双上肢交替摸肩上举：左、右侧上肢交替屈肘、摸同侧肩，然后上举。

（3）双上肢交替前伸：上肢要前伸至水平位，并逐渐加快速度。

（4）交替屈肘：双上肢起始位为解剖位，然后左、右侧交替屈肘，手拍同侧肩部。逐渐加快速度。

（5）前臂旋前、旋后：肩关节前屈 90°，肘伸直，左右侧同时进行前臂旋前、旋后的练习。或一侧练习一定时间，再换另一侧练习。

（6）腕屈伸：双侧同时进行腕屈伸练习，或一侧练习一定时间，再换另一侧练习。

（7）双手交替掌心拍掌背：双手放于胸前，左手掌心拍右手掌背，然后右手掌心拍左手掌背，如此交替进行，逐渐加快速度。

2. 方向性动作练习 包括以下的方面。

（1）指鼻练习：左、右侧交替以示指指鼻，或一侧以示指指鼻，反复练习一定时间，再换另一侧练习。

（2）对指练习：双手相应的手指互相触碰，由拇指到小指交替进行；或左手的拇指分别与其余四个手指进行对指，练习一定时间，再换右手，或双手同时练习。以上练习同样要逐渐加快速度。

（3）指敲桌面：双手同时以 5 个手指交替敲击桌面，或一侧练习一定时间，再换另一侧练习。

（4）其他：画画，下跳棋等，或使用套圈板、木插板进行作业治疗。

（二）下肢协调训练

1. 轮替动作

（1）交替屈髋：仰卧于床上，膝关节伸直，左右侧交替屈髋至 90°，逐渐加快速度。

（2）交替伸膝：坐于床边，小腿自然下垂，左右侧交替伸膝。

（3）坐位交替踏步：坐位时左右侧交替踏步，并逐渐加快速度。

（4）拍地练习：足跟触地，脚尖抬起做拍地动作，可以双脚同时或分别做。

2. 整体动作

（1）原地踏步走：踏步的同时双上肢交替摆臂，逐渐加快速度。

（2）原地高抬腿跑：高抬腿跑的同时双上肢交替摆臂，逐渐加快速度。

（3）其他：跳绳，踢毽子等。

【注意事项】

一、平衡训练的注意事项

1. 平衡功能训练适用于具有平衡功能障碍的患者。
2. 当患者具有严重的心肺等疾患，生命体征不稳定时，则暂不宜训练。
3. 训练前、训练中或出院前要注意平衡功能评定，以制订或修改训练方案。
4. 当患者同时存在其他功能障碍时，要注意综合康复。

二、协调训练的注意事项

1. 协调功能训练适用于具有协调功能障碍的患者。
2. 当患者具有严重的心律失常、心力衰竭、严重感染或严重的痉挛等，则暂不宜训练。
3. 训练前、训练中要注意协调功能评定，以了解问题所在，制订或修改训练方案。
4. 协调功能训练不是孤立进行的，要同时进行相应的肌力训练、平衡功能训练等其他训练。

【思考题】

1. 如何对具有平衡功能障碍的患者进行训练？
2. 如何对具有协调功能障碍的患者进行训练？
3. 平衡训练和协调训练有何异同？

（金冬梅）

实训十　步行功能训练

【目的与要求】

掌握：

1. **步行的基本概念**　自然步态、步行周期、下肢各关节在步行周期不同时相的最大活动角度。

2. 步行训练的基本条件、基本方法、训练步骤和注意事项。

3. 常用步行辅助器的种类、使用方法；指导学生学会根据患者的功能水平，正确选择步行辅助器，安全步行。

熟悉：

1. 减重步行的组成、机制、方法和注意事项。

2. 临床步态分析的内容、方法、注意事项和结果判断。

3. 常见异常步态的原因和常用矫治方法。

了解：

1. 三维步态分析的组成、方法和结果判断。

2. 异常步态的分类方法。

3. 机器人用于康复训练的最新研究动态和临床研究效果。

【实训组织运行要求】

演示性实训、操作性实训，共 2 学时，以集中授课形式和学生自主训练的开放模式相结合的教学。

【教具与设备】

PT 网架床，双杠、训练用台阶、弹力训练带、巴氏球、功率自行车、橡胶气垫等；有条件的可选配悬吊训练装置、减重训练系统、下肢机器人等。

【实训内容】

1. **平衡训练及操作**　坐位、站位平衡训练。

2. **核心稳定肌群训练及操作**　悬吊系统或网架床、弹力带训练。

3. **步行分解训练及操作**　6 个基本分解动作。

4. 减重训练及操作。

5. 下肢机器人训练及操作。

6. 步行辅助具包括腋拐、手杖、轮椅的选配及使用。

【原理、方法和手段】

1. 实训原理 根据步行的基本条件，采用运动再学习的原理和方法，促进步行功能的恢复。

2. 实训方法和手段 演示各种肌力训练、平衡训练、核心稳定训练、减重训练、机器人训练的操作技术，以实际操作并结合病例讲述。包括：教师示范、学生分组训练、教师组间巡查并指导讲解、学生示范。

【实训步骤】

适应证：

1. 中枢神经系统损伤（如脑卒中或脑外伤引起的偏瘫、小脑疾患、脑瘫、截瘫等）影响行走功能的步行障碍者。

2. 骨骼运动系统的病变或损伤（如截肢后安装假肢、下肢关节置换术后、下肢骨折恢复期等）影响行走功能的患者。

禁忌证：

1. 站立平衡障碍者。
2. 下肢骨折未愈合者。
3. 各种原因所致的关节不稳。
4. 严重认知障碍者。

操作方法：

1. 步行基础训练

（1）肌力训练：重点训练躯干核心肌群、上肢肌力、下肢肌力。下肢截肢者进行残端肌群和腹部肌肉力量的训练。分为垫上肌力训练和悬吊装置上的训练。

（2）起立床训练：长期卧床或脊髓损伤患者，为预防体位性低血压，可利用起立床渐渐调整到直立的状态。

（3）平衡训练：站立 2～3 级平衡训练。

（4）平行杠内训练：行走训练自平行杠内训练开始。站立训练从 10～20 分钟 / 次开始，依患者体能状况改善而逐渐增加。在平行杠内行走训练时，其一端可放置一面矫正镜，使患者能够看到自己的步行姿势以便及时矫正。

（5）步行分解训练：可在镜前训练，注意对称性。

2. 常用步行辅助器的使用训练

（1）助行器步行训练：助行器仅适宜在平地使用。助行器行走的方法为，用双手分别握住助行器两侧的扶手，提起助行器使之向前移动 20～30cm 后，迈出患侧下肢，再移动健侧下肢跟进，如此反复前进。

（2）拄拐步行训练：介绍拐杖、手杖的结构、种类和适应证。

1）腋拐步行训练

交替拖地步：将左拐向前方伸出，再伸右拐，双足同时拖地向前移动至拐脚附近。

同时拖地步：双拐同时向前方伸出，两脚拖地移动至拐脚附近。

摆至步：移动速度较快，可减少腰部及髋部用力。双拐同时向前方伸出，患者身体重心前移，利用上肢支撑力使双足离地，下肢同时摆动，双足在拐脚附近着地。此种步行方式适用于双下肢完全瘫痪而使下肢无法交替移动的患者。

摆过步：拄拐步行中最快速的移动方式。双侧拐同时向前方伸出，患者支撑把手，使身体重心前移，利用上肢支撑力使双足离地，下肢向前摆动，双足在拐杖着地点前方的位置着地。开始训练时容易出现膝关节屈曲，躯干前屈而跌倒，应加强保护。适用于路面宽阔，行人较少的场合，也适用于双下肢完全瘫痪，上肢肌力强壮的患者。

四点步：是一种稳定性好、安全而缓慢的步行方式。每次仅移动一个点，始终保持四个点在地面，即左拐→右足→右拐→左足，如此反复进行。步行环境与摆至步相同，适用于骨盆上提肌肌力较好的双下肢运动障碍者以及老人或下肢无力者。

三点步行：是一种快速移动、稳定性良好的步态。患侧下肢和双拐同时伸出，双拐先落地，健侧待三个点支撑后再向前迈出。适用于一侧下肢功能正常，能够负重，另一侧不能负重的患者，如一侧下肢骨折，小儿麻痹后一侧下肢麻痹等患者。

两点步行：与正常步态基本接近、步行速度较快。一侧拐杖与对侧足同时伸出为第一着地点，然后另一侧拐杖与相对的另一侧足再向前伸出作为第二着地点。步行环境与摆过步相同。此步行方式适用于一侧下肢疼痛需要借助拐杖减轻其负重，以减少疼痛的刺激；或是在掌握四点步行后练习。

2）手杖步行训练

手杖三点步行：患者使用手杖时先伸出手杖，再迈患侧足，最后迈健侧足。此种步行方式因迈健侧足时有手杖和患足两点起支撑作用，因此稳定性较好，除一些下肢运动障碍的患者常采用外，大部分偏瘫患者习惯采用此种步态。根据患者的基本情况，练习时按健侧足迈步的大小，又可分为后型，并列型和前型 3 种。

手杖两点步行：手杖和患足同时伸出并支撑体重，再迈出健足。手杖与患足作为一点，健侧足作为一点，交替支撑体重，称为两点步行。此种步行速度快，有较好的实用价值，当患者具有一定的平衡功能或是较好地掌握三点步行后，可进行两点步行练习。

3. 轮椅训练 轮椅有依靠人力驱动的普通轮椅、依靠电力驱动的电动轮椅以及专为残疾运动员设计的竞技用轮椅。普通轮椅训练主要包括平地前进驱动训练、方向转换和旋转训练、抬前轮训练。

4. 减重及机器人训练 因受设备的限制，有条件的可以操作。

【注意事项】

1. 行走训练时，要提供安全、无障碍的环境。衣着长度不可及地，以防绊倒；穿着合适的鞋及袜，鞋带须系牢，不可赤足练习行走。

2. 选择适当的行走辅助具和行走步态。

3. 选择高度和长度适合的助行架、拐杖或手杖。

4. 如使用拐杖，要避免腋下直接受压，以防臂丛神经损伤。

5. 悬吊训练固定带要适当，不能诱发患者痉挛。也要注意避免局部过分压力而导致褥疮。男性患者特别注意吊带不能压迫睾丸。悬吊重量不能落在腋下，以免造成臂丛神经损伤。吊带一般也不宜固定在大腿，以免影响步态。

6. 减重程度要适当，一般减重不超过体重的 40%。过分减重将导致身体摆动幅度增大，下肢本体感觉反馈传入减少。而减重不足将导致患者步行困难。

7. 悬吊装置必须可靠，避免吊带松动或滑脱而导致患者跌倒。

8. 训练过程中必须有医务人员在场进行指导和保护。

9. 步行时患者可以佩戴矫形器，且应避免活动平板起始速度过快或加速过快，造成危险。

【思考题】

1. 步行训练的条件有哪些?
2. 步行训练的注意事项有哪些?
3. 简述自然步态的基本要素。

（王　翔）

实训十一　神经发育技术

一、Bobath 技术

【目的与要求】

掌握：

1. Bobath 技术的基本概念。
2. Bobath 基本技术及操作方法。

熟悉：Bobath 技术的基本理论。

了解：身体图示和姿势控制的重建。

【实训组织运行要求】

演示性实训、操作性实训，共 2 学时，以集中授课形式和学生自主训练的开放模式相结合的教学。

【教具与设备】

治疗床、Bobath 球、平衡板等。

【实训内容】

1. Bobath 基本技术

（1）关键点的控制技术：对头部、胸椎、肩胛及上肢关键点的手法操作技术。

（2）促进姿势反射技术：促进翻正反应、上肢保护性伸展反应、促进平衡反应。

（3）刺激固有感受器和体表感受器：关节负重、位置反应、保持反应、拍打。

2. Bobath 技术的临床应用（以偏瘫为例）。

【原理、方法和手段】

1. 实训原理　Bobath 技术依据神经系统正常生理机能及发育过程，运用各种促通技术抑制异常运动和异常的姿势反射，引出或促进正常的肌张力、姿势反射和平衡反应，促进正常运动功能的恢复。其技术特点为通过关键点的控制，来抑制异常的姿势反射和痉挛，待痉挛缓解之后，通过反射、体位平衡诱发其平衡反应，让患者进行主动的、小范围的、不引起联合反应和异常运动模式的关节运动，再进行各种运动控制训练，逐步过渡到日常生活动作的训练。

2. 实训方法和手段　演示各种 Bobath 的基本操作技术，以实际操作并结合脑卒中病例讲述。包括：教师示范、学生分组训练、教师组间巡查并指导讲解、学生示范。

【实训步骤】

适应证：中枢神经系统损伤后运动功能障碍，如脑外伤、脑卒中、及运动控制障碍疾患。

禁忌证：意识和认知障碍、严重情感障碍、生命体征不稳定等。

操作方法：

（一）基本技术

1. 关键点的控制技术

（1）患者体位：卧位（仰卧位和俯卧位）、四点跪位、坐位、立位等。

（2）控制关键点：治疗师通过对患者身体关键部位的控制，如中心控制点：头部、躯干、胸骨中下段；近端控制点：肩峰、髂前上棘；远端控制点：拇指、踇趾上的手法操作来抑制异常的姿势反射和降低肌张力，引出或促进正常的肌张力、姿势反射和平衡反应。

（3）手法操作：从躯干和近端开始，向远端移行，并随之减少操作点和控制的量以逐渐诱导出随意运动，常与反射性抑制联合应用。

2. 促进姿势反射的技术

（1）促进调正反应

1）发自颈部，作用于躯干：患者取仰卧位，治疗师将患者的头部转向一侧，由于颈部受刺激而出现胸、腰、下肢转动，训练翻身活动。

2）发自迷路，作用于头部：坐位，治疗师向左、右倾斜患者躯干以训练头部控制。

3）发自躯干，作用于颈部：仰卧，治疗师将患者的肩胛带或骨盆扭转，带动躯干转动，训练翻身活动。

4）发自眼睛，作用于头部：坐位，治疗师将患者的躯干位置倾斜时，由于来自眼部的刺激，而将头部保持正确位置。

（2）利用上肢保护性伸展反应：患者取坐位，治疗师通过突然向前方、侧位推动患者或在俯卧下让患侧上肢支持体重，以诱发和促进上肢保护性地伸展和身体平衡能力。

（3）促进平衡反应：患者取坐位和立位，治疗师从前方、后方、侧方或对角线方向突然推拉患者，还可配合使用大球、滚筒、平衡板等辅助训练器具进行，使之保持身体平衡，不致跌倒，训练维持平衡的能力。

3. 刺激固有感受器和体表感受器技术

（1）加压或负重：治疗师通过对患者关节施加压力或支持体重来增加姿势性张力与减少不自主运动。

（2）放置及保持：①定位放置训练：治疗师将患侧肢体按训练要求放在一定的位置上，当肢体能控制后，嘱患者由此位置向上和向下活动，再返回原位；②保持训练：指肢体在无帮助情况下，停留在某一位置并保持一段时间的等长收缩训练。

（3）轻推技巧：①压迫性轻推：治疗师通过挤压关节的手法操作，用来增加肌张力；②抑制性轻推：治疗师诱发由于拮抗肌痉挛产生交互抑制的肌肉无力的收缩；③交替性轻推：治疗师用方向相反的手法轻推患者，如从前向后与从后向前，从左向右与由右向左轻推患者，以引出平衡反应。

（二）临床应用

以脑卒中患者为例。

1. 床上活动

（1）上部躯干屈曲和旋转。

（2）促进主动旋转活动。

（3）促进翻身活动。

（4）下部躯干屈曲和旋转。

（5）桥式运动。

（6）坐到床边。

（7）从坐位躺下。

2. 坐位活动

（1）双腿下垂坐在床边坐。

（2）保持坐位平衡。

（3）躯干旋转伴随躯干屈曲。

（4）向健侧旋转。

（5）向患侧旋转。

（6）躯干侧屈。

（7）前后挪动。

（8）身体图示和姿势控制的重建。

3. 从坐位到站位

（1）躯干前倾。

（2）帮助患者由坐位站起来。

4. 行走

（1）足部治疗。

（2）协助髋伸展。

（3）促进倒行。

（4）促进侧行。

5. 促进向前行走

（1）稳定胸部使躯干向前。

（2）防止躯干侧屈和上肢的联合反应。

（3）支撑患侧上肢。

（4）抱球走。

（5）控制胸部关键点。

6. 兴奋性和抑制性拍打。

7. 促进减小步宽。

8. 重建行走节律。

【注意事项】

1. 熟悉人体的关键点，包括中部关键点如头部、躯干、胸骨中下段；近端关键点如上肢的肩峰，下肢的髂前上棘；远端关键点如上肢的拇指，下肢的踇趾。

2. 在应用反射性抑制模式时，用力不可过度，达到松弛痉挛即可；治疗不要同时在各处进行，也不应在痉挛最明显处开始；应逐渐让患者自行学会应用如上方法；充分运用头、肩胛、骨盆等关键部位；抑制痉挛后，应开展主动活动和日常生活活动。

3. 促进平衡反应时，要从前、后、侧方或对角线方向推、拉患者，使其达到或接近失衡点；密切监控，让患者有安全感，但又不能使患者过分依赖。

4. 治疗虽应遵循运动发育顺序的规律，但并非一成不变，可以根据患者的具体情况和对动作的控制能力，因人而异。

【思考题】

1. Bobath 技术的基本原理是什么？
2. Bobath 技术的基本技术包括哪些？
3. 操作 Bobath 技术时的注意事项有哪些？

（邱小红）

二、Rood 技术

【目的与要求】

掌握：

1. Rood 技术的基本理论。
2. Rood 的基本技术。

熟悉：

1. Rood 疗法的基本概念。
2. 不同临床情况下的感觉刺激方法。

【实训组织运行要求】

演示性实训、操作性实训，共 1 学时，以集中授课演示形式和学生自主训练的开放模式相结合的教学。

【教具及设备】

刷子、振动器、纺锤体筒、沙袋、冰块、各种重量的球、压舌板、圆棒、各种诱发嗅觉的物品。

【实训内容】

Rood 的基本技术（促进技术、抑制技术）、常见临床应用的操作。

【原理、方法和手段】

1. 实训原理 感觉输入决定运动输出，运动反应按一定的发育顺序出现，身、心、智是相互作用的；强调有控制的感觉刺激，按人体个体的发育顺序，利用运动诱发出有目的的反应，从而达到促进或抑制的作用。

2. 实训方法和手段 演示 Rood 的基本技术，包括促进技术（触觉刺激、温度刺激、轻叩、牵伸、挤压、特殊感觉刺激）和抑制技术（挤压关节以缓解痉挛、在肌腱附着点加压、用较轻的压力从头部开始沿脊柱直到骶尾部按压、持续的牵张等方法），并以实际操作结合病例讲述常见临床应用（吞咽和发音障碍、促进膈肌收缩改善呼吸、整体伸展模式的诱发、痉挛性瘫痪、弛缓性瘫痪）。包括：教师示范、学生分组训练、教师组间巡查并指导讲解、学生示范。

【实训步骤】

Rood 基本技术主要分为促进技术和抑制技术，其中促进技术包括触觉刺激、温度刺激、轻叩、牵伸、挤压、特殊感觉刺激；抑制技术包括挤压关节以缓解痉挛、在肌腱附着点加压、用较轻的压力从头部开始沿脊柱直到骶尾部按压、持续的牵张等方法。

适应证：脑瘫、儿童运动发育迟缓、手足徐动症、帕金森病、成人偏瘫以及其他引起运动障碍的脑损伤疾病。

禁忌证：精神紊乱或定向力障碍、癫痫发作、严重心肾功能不全、身体极度衰弱及各种出血倾向，血压过低或过高时慎用。

操作方法：

（一）基本技术

1. 促进技术

（1）触觉刺激：包括快速刷擦和轻触摸。

1）快速刷擦诱发主动肌收缩，抑制拮抗肌收缩。用软毛刷或根据情况选择不同硬度的毛刷进行一次刷擦和连续刷擦，其中一次刷擦是刺激相应肌群的脊髓节段皮区，如 30 秒后无反应，可以重复 3～5 次，这种方法适用于意识水平较低而需要运动的患者；连续刷擦是在治疗部位的皮肤上做 3～5 秒的来回刷动。诱发小肌肉收缩时每次要小于 3 秒，休息 2～3 秒后再进行下一次，每块肌肉刺激 1 分钟，诱发大肌肉收缩时无需间隔。注意刷擦应由远端向近端进行。

2）轻触摸：用轻手法触摸手指或脚趾间的背侧皮肤、手掌或足底部，以引出受刺激肢体的回缩反应，对这些部位的反复刺激则可起交叉性反射性伸肌反应。

（2）温度刺激：常用温度 -12～-17℃的冰来刺激，具有与快速刷擦和触摸相同的作用。包括一次刺激法和连续刺激法。一次刺激法是用冰一次快速地擦过皮肤；连续刺激法是按 5 次 /3～5 秒放在局部，直到皮肤变红，一般 30～40 分钟疗效达到高峰。

（3）轻叩：轻叩皮肤可引起皮肤表层运动肌的交替收缩。轻叩手背指间或足背趾间皮肤及轻叩掌心、足底均可引起相应肢体的回缩反应。重复刺激这些部位还可以引起交叉性伸肌反应。轻叩肌腱或肌腹可以产生与快速牵拉相同的效应。

（4）牵伸：快速、轻微地牵伸肌肉，可以立即引起肌肉收缩反应；牵拉内收肌群或屈肌群，可以促进该肌群收缩而抑制其拮抗肌群；牵拉手或足的固有肌肉可引起邻近固定肌的协同收缩。用力握拳或用力使足底收紧可对手和足的小肌群产生牵拉，可使近端肌群易化，若这一动作在负重体位下进行，近端关节肌群成为固定肌，可以促进这些肌群的收缩从而进一步得到易化。

（5）挤压：按压肌腹可引起与牵拉肌梭相同的牵张反应；用力挤压关节可使关节间隙

变窄，引起关节周围的肌肉收缩。当患者处于仰卧位伸髋、屈膝的桥式体位、屈肘俯卧位、手膝四点位、站立位时抬起健侧肢体而使患侧肢体负重等支撑体位时均可产生类似的反应。对骨突处加压具有促进、抑制的双向作用，如在跟骨内侧加压，可促进小腿三头肌收缩，产生足跖屈动作；相反，在跟骨外侧加压，可促进足背屈肌收缩，抑制小腿三头肌收缩，产生足背屈动作。

（6）特殊感觉刺激：Rood 常选用一些特殊的感觉（视、听觉等）刺激来促进或抑制肌肉的活动。视觉和听觉刺激可用来促进或抑制中枢神经系统；光线明亮、色彩鲜艳的环境可以产生促进效应，而光线暗淡、色彩单调的环境则有抑制作用；节奏性强的音乐具有易化作用，轻音乐或催眠曲则具有抑制作用；治疗者说话的音调和语气也可影响患者的动作、行为。

2. 抑制技术

（1）挤压关节以缓解痉挛：在治疗偏瘫者患肩疼痛时，治疗者可以托起肘部，使上肢外展，然后把上臂向肩胛盂方向轻轻地推，使肱骨头进入盂肱关节窝，保持片刻，可以使肌肉放松，减轻偏瘫患者因痉挛引起的肩痛。

（2）在肌腱附着点加压：在痉挛肌肉的肌腱附着点持续加压可使这些肌肉放松。

（3）用较轻的压力从头部开始沿脊柱直到骶尾部按压：反复对后背脊神经支配区域进行刺激可反射性抑制全身肌紧张，达到全身放松的目的。

（4）持续的牵张：此法可以是短时间的牵拉，也可以将处于被拉长的肌肉通过夹板或石膏托固定进行持续牵拉，必要时更换新的夹板或石膏托使肌腱保持拉长状态。

（5）其他方法：缓慢地将患者从仰卧位或俯卧位翻到侧卧位缓解痉挛。通过中温刺激、不感温局部浴、湿热敷等使痉挛肌肉松弛。远端固定，近端运动，适用于手足徐动症等情况。如让患者取手膝位，手部和膝部位置不动，躯干做前、后、左、右和对角线式的活动。如果痉挛范围较局限，可缓慢地抚摩或擦拭皮肤表面也同样能达到放松的目的。

（二）临床应用

1. 痉挛性瘫痪

（1）缓慢 / 持续的牵拉降低肌张力。

（2）轻刷擦。

（3）体位作用。

（4）反复运动。

（5）抵抗痉挛模式的运动。

2. 弛缓性瘫痪

（1）整体运动。

（2）快速刷擦。

（3）远端固定，近端活动。

3. 吞咽和发音障碍

（1）刷擦法。

（2）冰刺激。

（3）抗阻吸吮。

4. 促进膈肌收缩改善呼吸

（1）刷擦方法。

（2）冰刺激方法。
（3）压迫方法。
（4）叩击法。
5. 整体伸展模式的诱发
（1）诱发体位。
（2）肢体刷擦方法（连续刷擦）和部位。
（3）躯干连续刷擦的方法和部位。

【注意事项】

1. 有时刷擦可使婴幼儿触觉消失，对有可能因刷擦引起不良反应的婴幼儿应避免使用。
2. 在耳部皮肤、前额外 1/3 刷擦时可引起不良反应发生。
3. 刷擦可对体力明显低下的患者有进一步抑制作用，应禁忌进行。
4. 刷擦可使脑外伤、特别是脑干损伤的患者意识障碍的程度加重。
5. 耳后部刷擦可使血压急剧下降，应避免进行。
6. 诱发觉醒和语言时，要避免用冰块刺激痉挛手。
7. 在左肩部周围冰刺激时，要检查心脏功能。
8. 在 C_4 支配区冰刺激时有可能引起一过性呼吸停止，应禁忌进行。
9. 感觉的应用在新生儿首先是触觉和味觉的发育，接着是视觉、听觉，最后为嗅觉的发育。特别口周围感受性很强，需要进行感觉诱发训练时该部位是最初训练的部位。由于嗅觉的发展需要在生后 6 个月以后完成，所以，嗅觉的诱发需放在最后。成人的训练顺序主要是视觉和听觉，其次是触觉，味觉，嗅觉。对帕金森病患者可利用嗅觉刺激激活全身运动。
10. 脑卒中后遗症患者常残留一些动作，如腕关节伸展时伴有桡侧偏，腕关节屈曲时伴有尺侧偏。调节这些活动需要精细动作，不需要很大的力，注意引导其有利于日常生活的功能性动作是十分必要的。

【思考题】

1. 诱发伸展时，可用连续刷擦的方法，请简述需要刷擦的部位。
2. Rood 疗法的基本技术中促进技术包括哪些？

（刘　曦）

三、Brunnstrom 技术

【目的与要求】

掌握：
1. Brunnstrom 偏瘫运动功能分期。
2. 床上姿势、卧位训练、坐位训练和注意事项。

熟悉：上肢训练、下肢训练及注意事项。
了解：手功能训练及注意事项。

【实训组织运行要求】

演示性实训、操作性实训，共 1 学时，以集中授课演示和学生自主训练的开放模式相结合的教学。

【教具与设备】

PT 床、PT 凳、靠背椅、毛巾、小枕头。

【实训内容】

1. 床上姿势与卧位训练。
2. 坐位的躯干、颈、四肢训练。
3. Ⅰ～Ⅲ阶段的上肢训练。
4. Ⅳ～Ⅴ阶段的上肢训练。
5. 下肢训练。

【原理、方法和手段】

1. 实训原理 治疗应该根据运动发育顺序有规律地进行，即从反射→随意运动→功能活动。无随意运动存在时，要利用各种姿势反射、联合反应及共同运动引导患者的运动反应、促进运动出现，一旦出现随意控制，应该尽快终止各种刺激，抑制共同运动模式而加强随意运动。

2. 实训方法和手段 演示各种手法操作技术，以实际操作并结合病例讲述。包括：教师示范、学生分组训练、教师组间巡查并指导讲解、学生示范。

【实训步骤】

（一）床上姿势与卧位训练

适应证：处于弛缓阶段的中枢性瘫痪患者。

禁忌证：急性期病情尚未稳定的患者。

操作方法：

1. 床上姿势摆放

（1）患者处于弛缓阶段时，注意避免肱骨上部过度外展，防止肩关节半脱位，可在肩关节下方垫一小枕头。

（2）膝关节下方垫一毛巾卷，以维持髋关节、膝关节轻微屈曲。

（3）在下肢外侧放置毛巾卷、沙袋等支持物，防止髋关节外展、外旋。

（4）患足上方避免放置重物，以免踝关节出现跖屈、内翻。足底放置一方垫，防止足下垂。

2. 床上被动运动、辅助主动运动训练 弛缓阶段时，为防止关节挛缩，全身各个关节均需要进行被动运动，每日 2 次，每个运动方向做 3～5 次全关节活动范围的运动。待活动能力改善后可进行辅助主动运动训练。

3. 从仰卧位向侧卧位的翻身训练

（1）从仰卧位向患侧翻身时，利用健侧上、下肢的运动很容易完成。

（2）从仰卧位向健侧翻身时，由于患侧肢体控制能力下降，完成动作有一定难度。训练时，先用健手握住患手腕部，保持肩关节前屈90°举起上肢，患侧下肢微屈，翻身时利用健侧上肢带动患侧上肢左右摆动的惯性作用，将患膝与躯干交叉，顺势完成躯干上部、骨盆、下肢的旋转，从而完成翻身动作。若完成动作有困难时，可由治疗师予以辅助。

4. 缓解上肢屈肌痉挛的体位训练 将上肢屈肌痉挛的患者呈俯卧位置于治疗台边沿，患侧上肢悬空于治疗台外，令患者将头转向患侧，患侧肘关节屈曲和肩关节外展，完成上肢水平上举；随后肩关节内旋、腕关节放松，手向后滑动至臀部上方。如此，屈肌紧张会明显缓解。然后上肢外旋完成上肢伸展动作。

（二）坐位的躯干、颈、四肢训练

1. 坐位平衡反应诱发训练

适应证：中枢性瘫痪所致坐位平衡反应障碍的患者。

禁忌证：不能维持坐位的患者和重度痉挛伴有精神过度紧张的患者。

操作方法：

（1）患者坐位，让患者用健手托住患侧肘部，患侧前臂搭在健侧前臂上，这种姿势可以保护患肩和防止健手抓握椅子。

（2）治疗师向前、后、左、右各个方向轻推患者肩部，破坏患者平衡。以诱发患者自动的平衡反应。

2. 躯干屈曲训练

适应证：能保持坐位的偏瘫患者。

禁忌证：不能保持独立坐位的偏瘫患者。

操作方法：

（1）患者垂直坐在椅子上，双上肢保持健手托住患侧肘部的姿势。

（2）治疗师坐在患者对面，扶持患者双肘，诱导躯干屈曲、上肢肩肱关节和肩胛骨的运动。

（3）患者躯干平衡较差时，治疗师可以借助自己的膝关节控制患者下肢外展，有助于患肢稳定。

（4）患者向前方屈曲时可由治疗师加以诱导，但返回端坐位时要由患者独立完成。

3. 躯干的旋转训练

适应证：平衡功能障碍、躯干肌张力分布异常的偏瘫患者。

禁忌证：不能完成独立坐位的偏瘫患者。

操作方法：

（1）患者坐位，健手托住患肘，治疗师站在患者身后，一手置于患肩，另一手置于健侧躯干，协助躯干旋转并逐步加大躯干旋转的角度。

（2）开始训练时，让患者目视前方，仅完成躯干与骨盆的旋转；逐渐过渡到完成头、颈部与躯干的旋转。

（3）最后完成在躯干向一侧旋转时，头向另一侧做最大限度的旋转；一侧上肢外展，另一侧上肢内收。

4. 肩胛带运动诱发训练

适应证：肩胛带处于松弛状态、随意运动减弱或消失的偏瘫患者。

禁忌证：训练过程中痉挛加重、经手法治疗不能缓解者。肩部疼痛难以合作者。

操作方法：

（1）患侧前臂和手掌放置于治疗台上，呈肩外展、肘屈曲位。

（2）治疗师一手扶持于患者的肩锁关节处，另一手抵住患者头部侧面。

（3）治疗师用手固定患者头部，同时令患者头向患肩方向侧屈，诱发出颈部肌肉等长收缩。

（4）此时出现肩上抬，治疗师对肩予以固定便可易化提肩胛肌的收缩，诱发出肩上抬的随意动作。

5. 髋关节屈肌群对称性收缩训练

适应证：适用于髋关节屈曲困难、腹肌控制能力低下、躯干平衡能力欠佳的偏瘫患者。

禁忌证：因训练导致痉挛或诱发出联合反应的患者。

操作方法：患者坐位，双足离地，躯干后倾、双髋关节屈曲。躯干后倾时可以刺激屈髋肌群和腹肌收缩，提高躯干的平衡能力。

（三）Ⅰ～Ⅲ阶段上肢训练

1. 上肢屈曲运动训练

适应证：上肢具有屈曲随意运动的偏瘫患者。

禁忌证：上肢屈肌痉挛不易手法缓解的患者。

操作方法：

（1）当患者不能完成肩胛带上举的随意运动时，治疗师用前臂支撑患者的肘关节，用手控制患手腕关节成背伸位，使患者在肘关节屈曲状态下完成肩关节的外展运动。

（2）肩关节活动范围逐渐得到改善后，上肢的运动应该在屈曲与伸展的中间位置、前臂旋后与肩关节外旋的模式下进行。

（3）当上肢上举超过水平位置时，可要求患侧上肢上举过头，肘关节伸展，头向健侧旋转。

2. 上肢伸展运动训练

适应证：上肢处于Ⅰ～Ⅲ阶段的偏瘫患者。

禁忌证：处于Ⅳ～Ⅴ阶段的患者不宜采用此法训练以免强化伸肌共同运动。

操作方法：

（1）患者取坐位或卧位，双侧肩关节屈曲并水平外展约45°，双上肢克服治疗师双手的阻力向中线做内收运动，诱发胸大肌随意性收缩动作。

（2）患者坐位，患肢沿着伸肌共同运动的运动轨迹伸展肘关节。治疗师坐在患者对面，控制患侧腕关节呈背伸位，同时向患侧手掌近端施加抵抗，让患者对抗外力完成肘伸展的动作。

（四）Ⅳ～Ⅴ阶段上肢训练

1. 上肢屈曲运动训练

适应证：上肢运动功能处于Ⅳ～Ⅴ阶段的偏瘫患者。

禁忌证：上肢屈肌痉挛较重不易通过手法缓解的患者。

操作方法：

（1）患侧肘关节紧贴躯干，在抑制肩外展同时进行肘关节屈曲，做患手触摸嘴的动作和患手触摸健侧肩关节的动作。

（2）使患手分别在被动运动、辅助主动运动、主动运动时完成：①摸嘴；②摸患侧耳朵；③摸健侧耳朵；④摸健侧肘关节；⑤摸健侧肩关节；⑥摸前额；⑦摸头顶；⑧摸后头部。

（3）当以上运动可以完成时，应该尽早的向应用性动作转化，使动作具有明确的目的性。

2. 上肢伸展运动训练

适应证：上肢运动功能处于Ⅳ～Ⅴ阶段的偏瘫患者。

操作方法：

（1）患者坐位，患侧手后伸摸脊柱。

（2）肘关节伸展、肩关节屈曲，向前方上举。

（3）肘关节屈曲，前臂旋前、旋后。

（4）肘关节伸展，肩关节外展。

（5）肘关节伸展，上肢向头上方上举。

（6）肘关节伸展，肩关节屈曲，手掌向上、向下旋转。

（五）下肢运动模式矫正训练

1. 踝背屈诱发训练

适应证：受到下肢伸肌共同运动模式控制的偏瘫患者。

操作方法：

（1）Bechterev 反射法：患者仰卧，治疗师手握患足的足趾，足趾被动屈曲的同时令患者踝关节背屈。

（2）患者仰卧或端坐，治疗时在患侧膝关节上方加压，使髋屈肌与胫前肌进行等长收缩，诱发踝关节背屈运动。

（3）患者背靠墙壁站立，完成足背屈动作，治疗时可以适当施加局部刺激以诱发该运动。

（4）用冰块、毛刷、震动器、或治疗师手指叩击等方法刺激足背外侧（跗趾跖趾关节至足跟连线的外侧区），诱发踝关节外翻运动。

2. 髋关节外展的诱发训练

适应证：由于受到下肢伸肌共同运动模式影响，致使患侧下肢负重时骨盆向健侧倾斜的偏瘫患者。

操作方法：

（1）患者仰卧，伸髋伸膝，治疗师对健侧下肢施加阻力时令其外展下肢，利用 Raimiste 现象诱发髋外展肌的反射性收缩。

（2）患者健侧卧位，稍屈髋屈膝，治疗师一手持患肢呈轻度外展位，另一手握拳利用腕关节的运动叩打患侧臀中肌，叩打后治疗师迅速下移用以保持患肢外展位置的手，让患者保持原位。该法用以提高髋外展肌反射性肌紧张。

（3）患者站立，令患者先做健侧下肢负重、患侧下肢向外展位摆动；然后再做患侧下肢负重，健侧下肢向外展位摆动的动作。注意当负重侧下肢髋外展肌收缩时，可将骨盆从外侧予以固定。该训练可以同时训练双侧髋外展肌。

（4）患者站立，健侧下肢抬起，指示患者健侧骨盆上抬。该动作可以提高患者髋外展肌的控制能力。

3. 膝关节屈肌与伸肌的交互反应训练

适应证：受下肢伸肌共同运动模式影响的偏瘫患者。

禁忌证：下肢屈肌痉挛明显的患者。

操作方法：

（1）患者仰卧，刺激股二头肌腱或大腿后部软组织以缓解股四头肌痉挛，痉挛缓解后令患者足不离开床面做膝关节屈曲和伸展的交替运动。

（2）患者坐位，用健手托住患侧肘关节，足跟着地，患足前伸使膝关节稍呈伸展位，做向椅子下方后撤的动作直至膝关节屈曲成锐角，注意动作全程要求全脚掌着地。训练前可以先让患者健侧下肢做该动作，正确理解动作要领后再由患侧下肢完成。

（3）患者立位，上半身趴在桌子上，治疗师叩打患者患侧大腿后方肌群的肌腹刺激屈膝肌群，同时令患侧下肢屈膝。

（4）患者直立，在髋关节充分伸展的情况下做膝关节屈曲运动。

（六）手的功能训练

1. 诱发抓握动作

适应证：未出现手指屈肌共同运动的偏瘫患者。

禁忌证：已出现了上肢屈肌共同运动的患者。

操作方法：

（1）治疗师一手抵抗患侧上肢近端屈肌收缩，另一手固定患侧腕关节于伸展位。

（2）嘱患者用力做握拳动作。在反射和随意运动刺激的相互作用下，部分患者可以完成手指的屈曲动作。

2. 诱发手指的联合伸展

适应证：偏瘫、脑瘫，手屈曲痉挛但尚未出现关节挛缩的患者。

禁忌证：痉挛日久出现了关节挛缩的患者。

操作方法：

（1）治疗师用四指紧握患手大鱼际肌并加压，将其拇指外展。

（2）治疗师另一手固定患侧腕关节，将前臂旋后，停留数秒钟，痉挛的手指可以自动伸展。

3. 诱发拇指伸展

适应证：拇指不能伸展的偏瘫患者。

操作方法：

（1）治疗师站在患者患侧身后，固定患侧前臂近端，使上肢上举超过头顶。

（2）将前臂旋后，即利用紧张性拇指伸展反射诱发出拇指伸展运动。

4. 诱发拇指分离运动

适应证：拇指不能进行分离运动的偏瘫患者。

操作方法：

（1）充分缓解患手痉挛，将患手放在膝关节上，尺侧在下方。

（2）治疗师对患侧腕关节的拇长展肌和拇短伸肌肌腱作轻叩和刷擦手法。

（3）患者双手拇指相对，用健侧拇指辅助患手拇指旋转。

【注意事项】

（一）坐位的躯干、颈、四肢训练

1. 治疗师用力要适度，随患者的用力缓慢柔和地加以对抗，防止肌肉拉伤。

2. 根据患者具体情况设计训练环境，加强保护措施，消除患者恐惧心理。

（二）Ⅰ～Ⅲ阶段上肢训练

1. 训练时治疗师动作要柔和、缓慢，防止粗暴手法。

2. 完成患侧上肢上举动作时，头向健侧旋转使胸大肌得到松弛。

3. 完成患侧上肢上举动作时，治疗师要辅助控制患侧腕关节成背伸位。

4. 诱发上肢伸展运动是非常重要的训练项目，并非力量性训练，治疗师施加的阻力不宜太大。

（三）Ⅳ～Ⅴ阶段上肢训练

1. 训练的目的是诱发分离运动抑制共同运动，克服肘关节屈曲时的肩关节外展、外旋。

2. 训练初期可由治疗师辅助完成上述动作，从被动运动开始逐渐诱导，直至成为患者独立完成的随意运动。

3. 患侧上肢肌肉要充分放松。

（四）下肢运功模式矫正训练

1. 采用手法刺激时注意力度，避免指甲刺伤患者或引起疼痛。

2. 局部刺激方法应在达到目的后逐渐减量直至撤销。

3. 训练时重点是提高髋外展肌的控制能力而不是提高肌力，目的是加强骨盆控制能力。

4. 坐位训练时利用了下肢屈肌共同运动和代偿动作，不宜过分强化。

5. 局部刺激手法和施加阻力时应该尽量避免强化痉挛和联合反应。

（五）手的功能训练

1. 手法要柔中带刚，防止粗暴手法及引起疼痛刺激。

2. 仅用被动手法只可使痉挛得到一定缓解，并不能从根本上解决。

3. 当手出现联合屈曲，有了运动感觉后，应尽早终止训练，以免加重痉挛、强化联合反应与代偿动作。

【思考题】

1. Brunnstrom 技术操作的注意事项有哪些？

2. 在运动功能恢复各个阶段 Brunnstrom 技术操作方法有何不同？

（刘　曦）

四、本体神经肌肉促进技术

【目的与要求】

掌握：PNF 的上肢运动模式、下肢运动模式（D1F、D1E、D2F、D2E）实际操作。

熟悉：PNF 技术的基本手法、特殊手法技术。

了解：PNF 应用的适应证、禁忌证、注意事项。

【实训组织运行要求】

演示性实训、操作性实训，共 2 学时，以集中授课形式和学生自主训练的开放模式相结合的教学。

【教具与设备】

治疗床、教师演示、学生相互操作。

【实训内容】

1. 手法操作 PNF 上肢运动模式、下肢运动模式（D1F、D1E、D2F、D2E）。
2. 演示蚓状抓握、口令、视觉提示、抗阻、牵张。

【原理、方法和手段】

1. 实训原理 PNF 的运动模式是在三个层面同时发生的组合运动模式，即在矢状面实施肢体的屈曲和伸展；在冠状面实施肢体的外展和内收或脊柱侧屈；在横断面实施肢体或躯干的旋转。因此，有人又称其为“螺旋对角交叉式”的运动模式。由于有交叉的运动成分，其活动必须跨越人体的中线，从而促进了身体两侧之间的相互影响与认知。“螺旋对角交叉”式的运动模式与日常生活动作中最主要的动作模式最为符合，在大脑皮质中也是最为熟悉、最易巩固的运动模式，所以，对于患者的康复也是最有效的。模式的命名：PNF 的运动模式根据肢体的关节分为屈曲和伸展模式，为了区别解剖学上在矢状面所发生的肢体屈曲和伸展，分别在各自的前面加上了英文大写的“D”（diagonal），用于表示对角的意思，并把屈曲和伸展也分别用英文大写表示：F 和 E（flexion 为屈曲，extension 为伸展），而对于每个关节又都有两个相互交叉的运动方向，因此，就有了 D1F、D1E 和 D2F、D2E 的运动模式。模式的分类：PNF 运动模式分为单侧和双侧，单侧是指一侧肢体的上肢或下肢；双侧是指双侧肢体的上肢或下肢。双侧又分为对称性和非对称性、对称性交叉和非对称性交叉。

2. 实训方法和手段 演示各种 PNF 的操作技术，以实际操作并结合病例讲述。包括：教师示范、学生分组训练、教师组间巡查并指导讲解、学生示范。

【实训步骤】

适应证：骨关节疾病、软组织损伤等疾患和卒中后偏瘫、脑外伤、脊髓损伤、帕金森病、脊髓灰质炎后的运动功能障碍的恢复等。

禁忌证：对于患者治疗部位合并有开放性损伤或皮肤感觉障碍、皮肤感染、骨折或骨折未愈合、听力障碍、对命令不能准确反应的婴幼儿、无意识、骨质疏松、血压非常不稳定等情况时，不宜采用 PNF 的治疗手法。

操作方法：

1. 上肢运动模式

（1）上肢 D1F 运动模式的手法操作

起始位：上肢 D1E 动作模式的最终位。

治疗师的手法操作：近端手 - 患者手掌的中部，给予手指、腕关节屈曲与前臂旋后动作的阻力。注意不要接触患者手的背部。远端手 - 患者上臂的上、内侧，给予肩关节屈曲、内收、外旋 3 个方向动作的阻力。

终止位：上肢 D1F 动作模式的最终位。

（2）上肢 D1E 运动模式的手法操作

起始位：上肢 D1F 动作模式的最终位。

治疗师的手法操作：近端手 - 患者上臂的下、外侧，给予肩关节伸展、外展、内旋 3 个方向动作的阻力。远端手 - 患者手背部，给予手指与腕关节伸展、前臂旋后动作的阻力。注意不要把手指放置于患者手指间，以免诱发手指的内收与屈曲。

终止位：上肢 D1E 动作模式的最终位。

（3）上肢 D2F 运动模式的手法操作

起始位：上肢 D2E 动作模式的最终位。

治疗师的手法操作：近端手 - 患者手的背部，给予手指、腕关节伸展与前臂旋后动作的阻力。注意不要把手指放置于患者手指间，以免诱发手指的内收与屈曲。远端手 - 患者上臂的上、外侧，给予肩关节屈曲、外展、外旋 3 个方向动作的阻力。

终止位：上肢 D2F 动作模式的最终位。

（4）上肢 D2E 运动模式的手法操作

起始位：上肢 D2F 动作模式的最终位。

治疗师的手法操作：近端手 - 患者上臂的下、内侧，给予肩关节伸展、内收、内旋 3 个方向动作的阻力。远端手 - 患者手掌的中部，给予手指、腕关节屈曲与前臂旋前动作的阻力。

终止位：上肢 D2E 动作模式的最终位。

2. 下肢运动模式

（1）下肢 D1F 运动模式的手法操作

起始位：下肢 D1E 动作模式的最终位。

治疗师的手法操作：近端手 - 患者膝关节内侧，给予髋关节内收、外旋动作的阻力。注意手掌根部不要接触患者膝关节的外侧。远端手 - 患者足背部，给予髋关节屈曲、足背屈与内翻动作的阻力。

终止位：下肢 D1F 动作模式的最终位。

（2）下肢 D1E 运动模式的手法操作

起始位：下肢 D1F 动作模式的最终位。

治疗师的手法操作：近端手 - 患者膝关节外侧，给予髋关节外展、内旋动作的阻力。注意手指不要接触患者膝关节的内侧。远端手 - 患者足底，给予髋关节伸展、足跖屈与外翻动作的阻力。

终止位：下肢 D1E 动作模式的最终位。

（3）下肢 D2F 运动模式的手法操作

起始位：下肢 D2E 动作模式的最终位。

治疗师的手法操作：近端手 - 患者膝关节外侧，给予髋关节外展、内旋动作的阻力。注意手指不要接触患者膝关节的内侧。远端手 - 患者足背，给予髋关节屈曲、足背屈与外翻动作的阻力。

终止位：下肢 D2F 动作模式的最终位。

（4）下肢 D2E 运动模式的手法操作

起始位：下肢 D2F 动作模式的最终位。

治疗师的手法操作：近端手 - 患者膝关节内侧，给予髋关节内收、外旋动作的阻力。注意手掌根部不要接触患者膝关节的外侧。远端手 - 患者足底，给予髋关节伸展、足跖屈与内翻动作的阻力。

终止位：下肢 D2E 动作模式的最终位。

3. 特殊手法技术

（1）节律性启动：让患者肢体尽可能地保持松弛，在现有的关节活动范围内先被动地、缓慢地、有节律地活动肢体数次，并告知患者感受运动的感觉，接着让患者参与运动，反复地完成数次辅助主动运动后，最后让患者主动或稍微抵抗治疗师给予阻力的情况下完成相同的动作。

（2）等张组合：整个关节活动度内主动抗阻运动（向心性收缩）。在关节活动度末端，治疗师让患者停留在这一位置（稳定性收缩）。当达到稳定后，治疗师让患者缓慢地向起始位运动（离心性收缩）。在不同的肌肉活动之间没有放松，并且治疗师的手保持在相同的位置。

（3）动态反转：治疗师在患者运动的一个方向施加阻力，至理想活动范围的末端时，远端的手迅速转换方向，诱导患者向着相反的方向运动，且不伴有患者动作的停顿或放松。在进行此种技术操作时，治疗师手的变换要快速、准确，不能造成患者的肢体在空中的某处产生停留。动态反转技术分为快速（快逆转）和慢速（慢逆转），临床上常用慢速反转技术，操作时一般以较强的模式作为收缩的开始，以较弱的模式作为收缩的结束。

（4）节律性稳定：治疗师抵抗主动肌群等长收缩，患者保持相应的姿势不变且不尝试运动。随着患者抵抗力不断增加，慢慢增加阻力。当患者完全反应时治疗师移动一只手开始抵抗远侧的拮抗运动，转变阻力时治疗师与患者均不放松。缓慢增加新的阻力，患者开始反应时治疗师也移动另一只手抵抗拮抗运动。根据患者的情况应用牵引或挤压。

（5）反复牵拉或反复收缩：此技术是根据在中枢神经传导通路上进行反复刺激可使神经冲动传导变得容易的理论得来的。它是一种强化主动肌肌力的技术，通过在起始范围或全活动范围中的某一部分或全部对肌肉反复进行牵拉刺激，从而在肌肉被拉长（起始位）或收缩紧张状态下（全范围中）拉长肌肉的张力加拍打引出牵拉反射，达到提高主动肌收缩能力与扩大增加主动关节活动范围的目的。

（6）收缩 - 放松：治疗师先被动地或令患者主动地把受限的肢体放置在被动关节活动范围的末端，要求对受限制的肌肉或模式进行强烈收缩（拮抗肌）。在肌肉收缩维持 5～8 秒后，让患者充分地放松肢体，再被动或令患者主动地把受限的肢体放置在新的关节活动范围的末端，重复上述的动作，直到不能获得更大的关节活动范围。在进行此种技术反复操作时，治疗师一定争取把每次关节活动范围末端的点逐步向前推移，同时，尽可能地把主动肌的被动活动逐步变为主动或抗阻的等张收缩。

（7）保持 - 放松：治疗师先令患者主动地把受限的肢体放置在主动或无痛关节活动范围的末端，然后对制约关节活动的拮抗肌或旋转肌进行较强的等长收缩。在肌肉收缩维持 5～8 秒后，让患者充分地放松肢体，再令患者主动地把受限的肢体放置在新的主动或无痛关节活动范围的末端，重复上述的动作，直到不能获得更大的关节活动范围。在进行此种技术操作时，治疗师一定不能加剧患者疼痛的程度，应通过提高相应肌肉收缩的力度来逐步地扩大关节活动的无痛范围。

（8）重复：将患者调整在活动结束的位置，此时所有主动肌均缩短。保持这个位置，同时治疗师抵抗所有的成分，使用所有基本程序以促进患者的肌肉。让患者放松，运动患者被动地短距离回到相反的方向，然后让患者回到结束的位置。每次重复运动时，进一步地向运动起始位置移动，挑战患者完成更大范围的运动。

PNF 技术除了应用上述单侧上、下肢基本运动模式外，还有一些针对头部、颈部、躯干、肩胛、骨盆、单侧肘关节、单侧膝关节的屈伸运动模式以及双侧对称性、非对称性等不同运动方向的手法操作技术。

【注意事项】

1. 治疗师与患者保持近距离的身体位置。
2. 治疗师必须边操作边观察患者表情。
3. 注意蚓状肌抓握的基本手法，使指端保持低于掌指关节（MPJ）。
4. 开始运动后，通过转体使治疗师骨盆指向运动方向。
5. 治疗师的身体平行于运动模式方向。
6. 通过重心转移形成抗阻。
7. 通过治疗师手的位置和重心转移完成牵张、牵引、挤压等技术。
8. 实施快速牵张时，要求运动肢体的长轴进行 3 个方向的牵张。
9. 运动全过程牵引要求与运动方向成 90°。
10. 注意对旋转（内旋或外旋）的抗阻。

【思考题】

1. 举例说明 PNF 运动模式在日常生活活动中有哪些应用？
2. 如何理解并运用 PNF 技术中的抗阻技术？
3. PNF 技术如何用于面部、肩胛带及骨盆运动中？

（邱小红）

实训十二　运动再学习技术

【目的与要求】

掌握：体位转移技术、平衡功能训练。

熟悉：步行功能训练技术、上肢功能训练技术。

【实训组织运行要求】

演示性实训、操作性实训、共 2 学时，以集中授课形式和学生自主训练的开放模式相结合的教学。

【教具与设备】

PT 床、桌、椅、枕头、姿势矫正镜、平衡杠、步行梯等。

【实训内容】

体位转移技术、平衡功能训练、步行功能训练、上肢功能训练技术。

【原理、方法和手段】

1. 实训原理　运动再学习技术将成人中枢神经系统损伤后运动功能的恢复训练视为一种再学习过程，它主要以生物力学、运动学、神经学、行为学等为基础，根据对正常人学习并获得运动技能过程的充分认识，通过分析与运动功能障碍相关的各种异常表现或缺失成分，针对性地设计并引导患者主动练习运动缺失成分和功能性活动，获得尽可能接近正常的运动技能。

2. 实训方法和手段　演示各部分功能训练技术，以模仿患者实际操作讲述。包括：教师示范、学生分组训练、教师组间巡查并指导讲解、学生示范。

【实训步骤】

适应证：各种中枢神经系统损伤后导致的运动功能障碍，如脑外伤、脑卒中、儿童脑瘫等。

禁忌证：意识障碍、认知障碍及情感障碍不能配合者；伴有严重心肺功能障碍者；发热、身体极度虚弱者。

操作方法：

一、体位转移技术

1. 从仰卧到健侧卧（右侧为健侧）

（1）鼓励患者屈颈并转向右侧。

（2）辅助患者左肩、手臂前屈前伸，同时屈左髋、屈左膝。

（3）躯干旋转，左脚可蹬床以其杠杆作用使身体翻转，同时髋后移以增加稳定性。

2. 从侧卧坐起

（1）颈和躯干左侧屈。

（2）在下面的右手臂同时外展撑床。

（3）提起双腿摆向床边并放下，完成坐起。

必要时治疗师一手放在患者肩下，另一手推其骨盆，辅助从床边坐起。注意避免拉患者手臂，提醒患者重心不要后移。

3. 从床边坐躺下 患者躺下时，让其将身体移向支撑的健侧手臂上，然后向手臂处缓慢低下身体，将头缓慢落到枕头上躺下。必要时治疗师给予辅助并帮助患者提起双腿放在床上。

4. 站起 双膝向前运动使双肩双膝前移，伸髋伸膝练习站起。治疗师可以从患侧膝部沿小腿向下方推，让患者感觉到向下蹬地的运动。训练过程中治疗师不要用膝在前方顶患者的膝部，避免妨碍患者膝前移。

5. 坐下 膝前移启动屈膝，肩前移，躯干在髋关节处前屈，身体逐渐下降，接近座位时，后移坐到位子上。必要时可以帮助患者稳定小腿和足以使患腿负重，然后逐渐减少帮助，针对性地训练患腿负重时坐下。

二、平衡功能训练

无论是坐位平衡还是站立平衡训练，都要鼓励患者放松，避免屏住呼吸及姿势僵硬，给予患者足够的安全感。另外，训练需要不断重复。

1. 坐位平衡训练

（1）头和躯干的运动：坐位，双足分开，手放在膝上。分别向左和右转动头和躯干，向后看，然后回到中立位。必要时，帮助患者固定下肢，避免髋过度旋转和外展；提示患者避免手支撑和足的移动。

（2）取物活动：坐位，用患手向前（屈髋）、向侧方（双侧）、向后、越过身体中线向对侧取物体，每次取物后需回到中立位。治疗师可以辅助稳定患足和支撑患侧手臂，但不能拉或推动患者被动地移动；不鼓励健侧上肢不必要的活动，如：耸肩、抓握支撑物等。

（3）拾物训练：用一只或两只手拾起前方和侧方地上的物体。可以将物体置于不同高度的凳子上以降低难度，对于抓握能力有限的患者可以鼓励触及物体，必要时治疗师辅助支撑患侧手臂，但避免拉或推。

2. 站立平衡训练

（1）伸髋肌群训练：仰卧位，患腿放在床边，患者练习小范围的伸展髋关节。

（2）头和身体的运动：双足分开站立，分别从两侧向后看，再回到原位。患者应维持站立的对线，髋伸展，足不能移动，必要时，治疗师用脚顶在患者脚边以防止移动。

（3）取物活动：站立位，用单手或双手向前、向两侧、向后取物。身体的移动应先发生在踝部，而不是屈髋或躯干前屈和侧屈，提示患者注意力不要放在平衡本身而要放在具体的目标上，治疗师应避免抓住患者。

（4）单腿支撑：练习健侧下肢向前迈上踏板，再迈回原地。注意患侧保持髋伸展。

（5）拾起物体：站立位，身体弯下向前方、侧方、后方拾起物体或接触物体，然后回原位。

（6）侧向行走：手扶墙或扶栏杆向侧方行走。可以练习重心从一侧转移到另一侧。

三、步行功能训练

1. 踝关节背屈的训练 患者背靠墙而立，双足离墙 10cm，治疗师握患者双手使其肘伸展并予阻力或助力，指导患者将髋移离墙面，寻找激发足背屈的位置，诱发踝背屈。注意患者应用腿的力量离开墙面，确保患者用双足负重，双膝无屈曲。

2. 膝关节控制的训练

（1）患者坐位时练习膝关节在 0° ~ 15°范围屈伸，使股四头肌做离心和向心收缩。

（2）站立位，健腿迈小步至患腿之前，使健腿负重，患腿通过承受较小的重量练习膝关节在 0° ~ 15°屈曲及伸直。患者健腿迈步训练时，注意保持患髋、患膝伸直。

3. 骨盆水平侧移的训练

（1）站立位：练习将重心从一脚移动到另一脚，治疗师用手指指示其骨盆移动的距离约 2.5cm，注意髋膝关节保持伸展和骨盆不能侧移过远。

（2）侧行训练：双足并拢，练习患腿向侧方迈步，再迈健腿使双足并拢，注意肩部保持水平，骨盆不能侧移过远，必要时患者可以扶栏杆自行练习。

4. 伸展髋关节的训练 同本节站立平衡训练。

5. 膝关节屈曲控制的训练

（1）俯卧位：治疗师屈曲患者的患膝至 90°，然后让患者试着缓慢放下小腿，以诱发腘绳肌离心收缩。还可以在 90°范围内屈伸膝关节练习腘绳肌向心、离心收缩，以加强膝关节控制能力。

（2）站立位：治疗师屈曲患者的患膝至 30° ~ 60°，然后让患者试着缓慢放下小腿到足趾落到地面，再从地面提起，练习腘绳肌向心、离心收缩，以加强膝关节控制能力。

（3）向前、向后迈步训练屈膝：使患者主动迈步，在迈步前要求先屈膝。

四、上肢功能训练

1. 诱发肩周肌肉收缩

（1）肩带前伸的训练：患者仰卧位，举起并支持患者的上肢在前屈位，患者尝试朝天花板向上伸，再利用离心收缩缓慢回落。

（2）三角肌和肱三头肌活动的引出：患者仰卧位，举起并支持患者的上肢在前屈位，患者将手向头部移动或将手经头上够到枕头。注意避免前臂旋前及盂肱关节内旋，在返回运动时利用离心肌肉收缩。

（3）坐位练习肩带向前伸及向上伸：当能控制肩关节前屈大于 90°时，坐位肩前屈 90°练习肩带前伸或肩关节继续前屈。注意防止提高肩带以代替肩前屈，避免肘关节屈曲，除非由于物体位置的需要，确保患者前伸时肩关节外旋。

2. 软组织牵伸坐位，将患侧上肢外展外旋，肘伸直，伸腕伸指平放在身后床上，牵伸屈指长肌群、肩关节屈肌群、内旋肌群。注意不允许肘屈曲。

3. 训练伸腕

（1）坐位，上肢放在桌上，患手越过桌子边缘并握住物体做抬起（伸腕）和放下（屈腕）的动作。

（2）在前臂中立位，腕桡侧偏从桌边缘拿起玻璃杯并通过屈腕和伸腕将它放在左边和右边。

（3）在前臂中立位，通过伸腕推动桌上的玻璃杯。

【注意事项】

1. 训练前要仔细分析患者存在的问题，针对问题选取训练项目。
2. 强调患者主动参与，目标明确适度。
3. 给予患者的指令要简洁明确。

【思考题】

1. 坐位平衡与立位平衡训练的异同点有哪些？
2. 从侧卧位坐起的要点及注意事项有哪些？

（郭海城）

实训十三　强制性使用技术

【目的与要求】

掌握：强制性使用技术的入选标准和排除标准；强制性使用技术的具体应用方法及临床应用范围。

熟悉：习得性失用、塑型训练技术概念。

【实训组织运行要求】

演示性实训、操作性实训，共2学时，以集中授课形式和学生自主训练的开放模式相结合的教学。

【教具与设备】

手夹板/连指手套，尼龙扣，OT桌，木钉一套，滚筒，拼图，步行架，腋杖，手杖，实物模型，文字图片等。

【实训内容】

1. 脑卒中、脑外伤后上下肢运动功能障碍的强制性使用技术操作。
2. 儿童脑瘫、幻肢痛、失语症强制性使用技术操作。

【原理、方法和手段】

1. 实训原理　中枢神经系统受到严重损伤后，出现神经休克而导致运动神经元的抑制，神经休克期间因不能活动失神经支配肢体，于是条件性地抑制该侧肢体的使用，患者在试图使用患侧肢体时出现疼痛或异常的运动模式。随着神经休克的缓解，神经功能开始恢复，此时，个体具备了使用受损肢体的潜能。强制性使用技术（CIMT）可使患者在神经功能恢复过程中建立正常的运动模式，通过在生活环境中限制患者使用健侧肢体，强制反复使用患肢，避免习得性失用，反馈性强化大脑的功能重组能力，激发脑细胞的活动，从而改善患侧肢体的运动功能。有研究报道脑组织损伤后功能恢复主要依赖脑的可塑性，即通过残留部分的功能重组而非损伤组织的再生，以新的方式完成已丧失的功能。这种功能重建依赖于使用模式的反复输入和改良，最终形成新的神经网络或程序，所以也称之为使用依赖性重建。

2. 实训方法和手段　讲解强制性运动技术提高上肢活动受限的原理及具体操作项目。包括：教师示范、学生分组训练、教师组间巡查并讲解指导、学生示范。

【实训步骤】

适应证：

1. 患者 18 岁以上，可以理解和执行康复训练程序的指令。

2. 偏瘫侧被动关节活动度肩屈曲和外展≥ 90°，肩外旋 >45°，前臂旋前和旋后 >45°；腕伸展于中立位，掌指关节和指间关节的屈曲挛缩 <30°。

3. 偏瘫侧主动运动功能受累腕伸展 >10°，拇指及至少另外两个手指掌指关节和指间关节伸展 >10°，且动作可重复 3 次 / 分钟。

4. 患者 ADL 能力具有独立安全的转移能力；健手固定时，行走应有足够的稳定性。如：坐位 - 站立、行走到卫生间安全。

5. 患者认知功能正常，能理解和积极主动执行康复训练过程中的指令和反馈信息。

6. 患者听理解能力基本正常并能配合检查和治疗。

7. 患者有较好的康复欲望和良好的家庭支持。

8. 脑卒中、脑外伤、截肢、周围神经损伤等神经系统疾病及骨折术后的患者。

禁忌证：

1. 严重的关节疼痛和关节活动受限（肩关节 PROM<90°）。

2. 严重的平衡及行走问题，所有时间需要辅助用具。

3. 严重的认知问题（MMSE<22 分）。

4. 过度痉挛（Ashworth 分级 >2 级）或挛缩。

5. 严重的不可控制的医疗问题。

6. 拒绝强制性限制健手使用 90% 以上时间。

7. 严重高血压病（BP>180/100mmHg）和心、肝、肾等重要脏器功能减退或衰竭。

操作方法：

1. 脑卒中和脑外伤后的上肢功能障碍

（1）做好患者上肢功能状态评估：包括是否符合入选标准，精神状态，患者家属配合程度和家属需要注意到的问题。

（2）准备好使用器材：卡片，手工艺制作材料，缝纫机、布块、餐具、水杯、衣服，牙刷、毛巾、头梳等。

（3）开始治疗：不固定健侧肢体，嘱患者用患侧上肢完成任务（如运动功能障碍者进行裁缝）。任务完成过程中即使有微小的进步也给予明确地言语反馈，每组任务约重复 50 次，可在 15 ~ 20 个不同日常生活任务中选择。改良 CIMT 每天 6 小时，连续 2 周。

2. 脑卒中和脑外伤后的下肢功能障碍

（1）做好患者下肢功能状态评估：包括是否符合入选标准，精神状态，患者家属配合程度和家属需要注意到的问题。

（2）准备好使用器材：准备好高度合适的椅子（初始时高度为地板到患者膝关节距离，随后根据患者情况，椅子高度可逐渐降低到 20cm）、贴布、手杖。

（3）评估患者治疗前在无手臂帮助、无靠背、穿鞋合适情况下测试患者从坐到站的参数。

（4）用贴布标注双足两边距离约 10 ~ 15cm 的两条直线，嘱患者双手交叉放在胸前看约 1.6m 处地板上的目标物（用贴布标识）。

（5）开始准备站立时安静重心情况下坐 3 秒，参见本教材运动再学习章节从坐到站训练方法练习，每日 100 ~ 200 次。

（6）待下肢能够维持站立，偏瘫肢体恢复至 Brunstrom>2 级开始减重步行训练及平板运动训练，速度 0.5 ~ 1km/h，最快 2.5km/h，每天 2 次。

（7）室外步行训练（参见本教材运动再学习章节步行训练方法），在不同环境下步行 1 000 米。

（8）上下楼梯训练、平衡训练、单腿负重等（参见本教材 Bobath 技术、运动再学习技术章节从坐到站训练方法）。每天训练时间共约 4 小时。

3. 儿童脑瘫

（1）与患儿及其家属沟通，说明具体使用方法和治疗过程中患儿和家属需要注意到的问题。

（2）准备好限制使用器材，如限制或固定用塑料（石膏）管型、夹板、悬吊带、连指手套等；夹板、卡片、智力游戏，手工艺制作材料，餐具、水杯、衣服，牙刷、毛巾、头梳等。

（3）开始治疗（最好以小组形式），用固定材料限制健侧（是否使用看具体情况）；30 分钟热身活动，比如扮演海盗边唱歌边挥舞大刀；60 分钟个体化集中练习，进行塑形和重复任务练习；30 分钟一起吃饭，喝水，尽可能重复任务训练原理；40 分钟小组活动（2 ~ 3 人）：夹板游戏，卡片游戏，智力游戏，手工艺制作等；最后 15 分钟，更换自己衣服，告别；一次治疗共约 3 小时。m-CIMT 每天 2 小时，同时在合适的时间和地点由父母监管加强患儿患侧的训练，连续 8 周。

（4）家庭训练治疗：在家庭自然环境中训练，学习如何处理不同的作业，如穿脱衣服，帮助母亲做饭，做家务，干预期间每天 1 小时，干预后每天 2 小时。

4. 幻肢痛

（1）与患者及其家属沟通：说明具体截肢安装假体后假体的使用方法和治疗过程中患者和家属需要注意到的问题。

（2）评估患者的疼痛（VAS）程度、步行功能等。

（3）穿戴好患肢运动假体，患者可通过视觉观察残端肌肉收缩和放松以激发假肢活动产生的直接控制和躯体感觉反馈。

（4）开始治疗：上肢功能性假肢主要训练上肢的功能性活动（限制健侧），如残端附近关节的功能性活动等。下肢功能性假肢主要进行平衡训练、单腿负重、平地步行、上下楼梯，甚至跑步等训练，每天训练 4 小时，连续 2 周。

5. 失语症

（1）与患者沟通，说明具体使用方法和治疗过程中需要注意到的问题。

（2）准备好语言交流任务的情景图画或视频等。

（3）评估患者言语功能，评估患者失语症的类型和严重程度，应用西方失语症成套测试（WAB，Kertesz，2007）、波士顿命名测试（BNT）、成人成套失语症评估表（Dabul，2000）。

（4）“塑形”应答训练（逐渐增加任务的复杂性），给患者社会驱动性的交流任务（治疗任务包括治疗师和患者直接相互言语互动的基础性游戏，可有 2 ~ 3 名患者和 1 名治疗师小组游戏形式进行），强制性限制使用口头形式表达（限制非口头语言交流，如手势或特别的语音语调）；每天 3 ~ 4 小时，两周共 30 小时的大量训练。

【注意事项】

1. 注意保护患者，使一切训练活动在安全的前提下完成。

2. 在 90% 的觉醒期限制健侧或轻度瘫痪的肢体。

3. 即使患者出现错误，也应鼓励其坚持完成任务，切不可盲目批评。

4. 小儿脑瘫治疗时应为父母和孩子创造更好的互动、保留儿童友善方式、上肢训练的目标主要是提高双手协调使用来达到功能性独立、训练的量（数量和频率）比训练成分更能促进治疗的成功。

5. 幻肢痛治疗应检查是否存在假体松动、残端是否出现皮肤破溃。

6. 对脑卒中、脑外伤患者，每次训练前将血压和心率控制在正常范围内（不超过年龄标准化最高心率的 75%、血压不超过 180/110mmHg），出现胸前区不适及头晕等症状，及时停止训练。

【思考题】

1. 强制性使用技术适用于什么样的患者？

2. 应用强制性使用技术进行治疗时应注意哪些问题？

3. 思考生活中哪些活动可以于用强制性使用技术治疗中完成？

（罗庆禄）

实训十四　心肺功能训练

【目的与要求】

掌握：

1. 心肺康复常用的训练技术和方法。
2. 呼吸康复常用的训练技术和方法。
3. 心功能康复训练和呼吸康复训练的适应证、禁忌证。

熟悉：

1. 心功能训练、呼吸功能训练和有氧训练的生理基础。
2. 心血管系统疾病和呼吸系统疾病的康复特点。
3. 心脏康复的外周效应，呼吸系统疾病临床康复治疗病理生理学基础。

了解：

1. 影响心脏功能、呼吸功能的相关因素，心理康复宣教。
2. 传统康复治疗方法在心肺康复的应用。

【实训组织运行要求】

操作性实训、验证性试验，共4学时，以集中授课形式和学生自主训练的开放模式相结合的教学。

【教具与设备】

诊察床，重量不等的沙袋若干，蜡烛或烧杯及导管，血压计，心电监护仪，氧气袋，急救箱。

【实训内容】

1. 复习理论知识。
2. 介绍心脏康复及呼吸康复常用的训练技术和方法，具体手法的实施。

【原理、方法和手段】

一、心脏康复训练

1. 实训原理　循环系统是由心脏和血管组成的管道。有氧运动时，心输出量会因心率或每搏输出量的增加而增加。

（1）运动能力指机体在尽力活动所能达到的最大代谢当量（MET）值，相当于最大吸氧量相应的MET值。每千克体重从事1分钟活动消耗3.5ml的氧气，其活动强度为1MET，即 1MET=3.5ml/（kg・min）。每周运动量的阈值是 0.7～2kcal（1kcal=4.185kJ），运动量小于 0.7kcal 只能达到维持身体活动水平的目的，而不能提高运动能力。

（2）在心血管康复中，心脏活动最佳训练效果时所达到和保持的心率，也称作靶心率（THR）。在靶心率范围内进行运动时，心脏康复效果好，但同时也要保证运动的安全性。在设定老年人的靶心率时须酌情考虑，老年人常常会出现无症状性心肌缺血，造成急性心肌梗死。

（3）运动训练的外周效应指：肌肉适应性改善；运动肌氧利用能力和代谢能力改善；交感神经兴奋性降低，血压儿茶酚胺含量降低；肌肉收缩效率提高，能力消耗相对减少；最大运动能力提高。

2. 实训方法和手段 讲解心脏康复技术提高患者呼吸功能的原理及具体操作项目。包括：教师示范、学生分组训练、教师组间巡查并讲解指导、学生示范。

二、呼吸康复训练

1. 实训原理

（1）影响呼吸功能的相关因素：呼吸肌的功能直接影响肺通气过程；肺组织病理变化程度影响肺换气；血液循环和血液质量影响气体在血液中的运输；身体素质和全身代谢影响气体的组织换气。

（2）呼吸康复的机制：减少通气需要：运动训练；运动期间辅助氧疗；能量保持技术。提高呼吸交换的效率：改善呼吸模式、保持呼吸技术；减少阻力负荷。改善吸气肌功能：变换姿势；吸气肌训练；部分通气支持。

2. 实训方法和手段 讲解呼吸康复技术提高患者呼吸功能的原理及具体操作项目。包括：教师示范、学生分组训练、教师组间巡查并指导讲解、学生示范。

【实训步骤】

一、心脏康复训练

适应证：心功能训练可以改善心血管的功能状态和提高生命质量，在心血管疾病的防治作用中日趋受到重视，适应证的范围不断扩宽，近 20～30 年来扩大到冠脉血运重建术（如冠脉旁路移植术）、心脏手术（如心脏瓣膜置换术）等患者，同时也适用于慢性心衰和高血压病患者。

禁忌证：严重高血压收缩压≥ 200mmHg（26.7kPa）或舒张压≥ 120mmHg（16.0kPa），肺动脉高压，中度瓣膜病变，心肌病，明显心动过速或过缓，中至重度主动脉瓣狭窄或严重梗阻性心肌病，高度房室传导阻滞及高度窦房阻滞，严重冠状动脉左主干狭窄或类似病变，严重肝肾疾病，严重贫血，未能控制的糖尿病，运动可导致恶化的神经肌肉疾病，晚期妊娠或妊娠有并发症，明显骨关节功能障碍，运动受限或可能由于运动而使病变恶化。

操作方法：

1. 心功能分级标准（表 14-1）。

表 14-1 心功能分级标准

分级	功能状态	客观评价
Ⅰ	体力活动不受限制。一般体力活动不引起过度疲劳、心悸、呼吸困难或心绞痛	A 期：有心力衰竭的高危因素，但没有器质性心脏病或心力衰竭的症状
Ⅱ	体力活动轻度受限。休息无症状，一般体力活动即引起上述症状	B 期：有器质性心脏病，但没有心力衰竭的症状
Ⅲ	体力活动明显受限。休息无症状，轻微活动即引起上述症状	C 期：有器质性心脏病且目前或以往有心衰症状
Ⅳ	体力活动能力完全丧失。休息亦有症状，活动时加重	D 期：需要特殊干预治疗的难治性心力衰竭

2. 心电监护的步骤

（1）皮肤处理：贴敷电极前用乙醇或细砂纸擦皮肤到微红，以尽可能降低电阻，减少干扰。

（2）电极安放：常规 12 导联心电图，导联电极全部移至躯干，相应位置是将两上肢电极分别移至锁骨下胸大肌与三角肌交界处或锁骨上，两下肢电极移至两季肋部或两髂前上棘内侧。胸导联的位置不变。监护导联：CM5，正极位于 V5，负极为胸骨柄；CC5，正极位于 V，负极为 V5R 即右胸相当于 V5 的位置。

（3）血压测定：袖带法测定安静时的肱动脉血压。

（4）过度通气试验：大口喘气 1 分钟后立即描记监护导联心电图。

（5）按运动方案试验：运动中连续心电图监护，每级运动末 30 秒记录心电图，同时测量血压。多数试验方案均为连续运动，各级之间不休息。

（6）运动后记录：达到运动终点或出现中止试验的指征而中止运动后，于坐位或立位描记即刻和 2、4、6 分钟的心电图，同时测量血压。如有特殊情况可将观察的时间延长到 8 ~ 10 分钟，直到患者的症状或异常表现消失为止。

3. 根据美国纽约心脏病学会（NYHA）提出心功能分级方案制订患者的心功能训练方案

Ⅰ级：可做代谢当量 METs ≥ 7 的运动。能进行的生活活动有以 9.7km/h 的速度慢跑、拖地、能从事以体力为主的职业活动、跳绳、快速游泳等。运动类型仍以等张运动为主。间断用心电图监测，如功能容量 >9METs 且无异常者不需要心电图监测。

Ⅱ级：可做代谢当量 5 ~ 7METs 的运动，每周运动锻炼 3 ~ 5 次，每次 10 ~ 25 分钟。能进行的生活活动以 6.5 ~ 8.0km/h 的速度步行、中速骑车、擦地（跪姿）、劈木、能从事一般性的职业活动、羽毛球、有氧舞蹈、网球等。对患者和家属提供教育。

Ⅲ级：可做代谢当量 2 ~ 5METs 的运动，每周运动 5 ~ 6 次，每次 5 ~ 10 分钟，渐增至每次 40 分钟。能进行的生活活动有床上用便盆、坐厕、关节活动和伸展体操、穿脱衣、站立热水淋浴、铺床、扫地、以 2.4 ~ 5.0km/h 的速度步行、慢速骑车、擦窗、焊接工、轻的木工活、油漆、开车、弹钢琴、拉小提琴和手风琴、击鼓、慢速交谊舞、慢速游泳等。

Ⅳ级：心脏病患者不能从事任何体力活动。休息状态下也出现心衰的症状，体力活动后加重。可做代谢当量 METs<2 的运动，在监护下能进行的生活活动有：清醒时做踝、趾关节的屈伸活动、上下床、弯腰坐于床边、应用坐椅、自己进食、穿衣、修面、洗手、织毛衣、坐位的写作、坐位的缝纫等手工活动、打牌、吹长笛等。

二、呼吸康复训练

适应证：

1. 慢性阻塞性肺疾病，主要为慢性支气管炎、肺气肿等。
2. 慢性限制性肺疾病，包括胸膜炎后和胸部手术后。
3. 慢性实质疾病，包括肺结核、肺尘埃沉着症等。
4. 哮喘及其他慢性呼吸系统疾病伴呼吸功能障碍。
5. 因手术 / 外伤所造成的胸部或肺部疼痛。
6. 支气管痉挛或分泌物滞留造成的继发性气道阻塞。
7. 中枢神经系统损伤后肌无力，如高位脊髓损伤、急性、慢性、进行性的肌肉病变或神经病变。
8. 严重骨骼畸形，如脊柱侧弯等。

禁忌证：

1. 临床病情不稳、感染未控制。
2. 合并严重肺动脉高压或充血性心力衰竭，呼吸衰竭。
3. 训练时可导致病情恶化的其他临床情况。如不稳定性心绞痛及近期急性心肌梗死；认知功能障碍；明显肝功能异常；癌转移；近期脊柱损伤、肋骨骨折、咯血等。

操作方法：

1. 膈肌呼吸训练，重建腹式呼吸模式

（1）放松训练：用以放松紧张的辅助呼吸肌群，减少呼吸肌耗氧量，缓解呼吸困难症状。前倾依靠位：患者坐于桌前，桌上置 4 个枕头，患者两前臂置于枕头下以固定肩带并放松肩带肌群，头靠于被上或枕上放松颈肌，从而有助于腹式呼吸模式的建立。

（2）暗示呼吸法：一手按在上腹部，呼气时腹部下沉，此时该手再稍稍加压用力，以使腹压进一步增高，迫使膈肌上抬，吸气时，上腹部对抗该手压力，将腹部徐徐隆起，该压力既可吸引患者的注意力，又可诱导呼吸的方向和部位。

2. 呼气训练

（1）腹肌训练：腹肌是最主要的呼气肌。患者取仰卧位，上腹部放置 1 ~ 2kg 的沙袋做挺腹训练（腹部吸气时隆起，呼吸时下陷），沙袋重量必须以不妨碍膈肌活动及上腹部鼓起为宜。以后可以逐步增加至 5 ~ 10kg，每次腹肌训练 5 分钟。也可仰卧位做两下肢屈髋屈膝，两膝尽量贴近胸壁的训练，以增强腹肌力量。

（2）吹蜡烛法：将点燃的蜡烛放在口前 10cm 处，吸气后用力吹蜡烛，使蜡烛火焰飘动。每次训练 3 ~ 5 分钟，每 1 ~ 2 天将蜡烛与口的距离加大，直到距离增加到 80 ~ 90cm。

（3）吹瓶法：用两个有刻度的玻璃瓶，瓶的容积为 2 000ml，各装入 1 000ml 水。将两个瓶用玻璃导管连接，在其中的一个瓶插入吹气用的玻璃管，另一个瓶再插入一个排气管。训练时用吹气管吹气，使另一个瓶的液面提高 30mm 左右（图 14-1）。

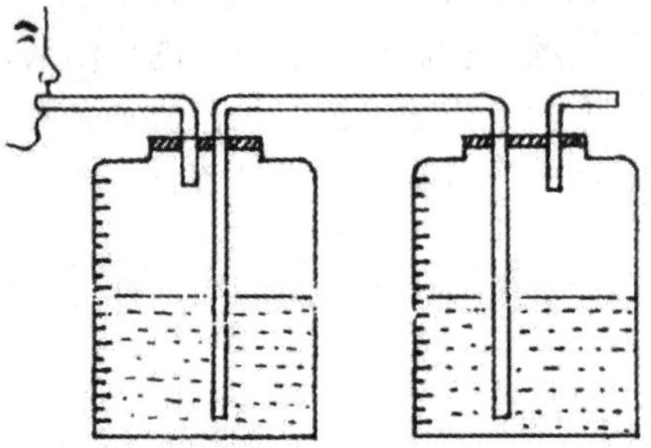

图 14-1 吹瓶法

3. **胸腔松动练习**

（1）松动上胸部及牵张胸肌：患者坐位，两手在头后方交叉相握，深吸气时挺胸，做手臂水平外展的动作；呼气时将手、肘并拢，低头缩胸，身体向前弯。亦可于仰卧位训练。

（2）松动上胸部及肩关节：患者坐于椅上或站立位，吸气时上肢伸直，两臂上举，掌心朝前举高过头；呼气时弯腰屈髋同时两手下伸触地或尽量下伸。重复 5 ~ 10 次，1 日多次。

4. **诱发咳嗽训练**

（1）手法协助咳嗽：患者仰卧位，治疗师一只手掌部置于患者剑突远端的上腹区，另一只手压在前一只手上，手指张开或交叉；患者尽可能深吸气后，治疗师在患者要咳嗽时给予手法帮助，向内、向上压迫腹部，将横膈往上推。

（2）伤口固定法：咳嗽时，患者将双手紧紧地压住伤口，以固定疼痛部位。如果患者不能触及伤口部位，则治疗师给予协助。

5. **体位引流** 病变部位摆于高处，以利于痰液从高处向低处引流。

（1）评估患者以决定肺部哪一段要引流。引流的体位主要取决于病变的部位，从某一肺段向主支气管垂直引流。

（2）将患者置于正确的引流姿势，随时观察患者脸色及表情。

Ⅰ左肺上叶肺尖段的引流，采取腿上放垫被，两臂抱靠弓背的坐位。

Ⅱ左肺上叶下段的引流，采取头低脚高右半侧仰卧位。

Ⅲ左肺下叶后底段的引流，采取头低脚高右半侧俯卧位。

Ⅳ右肺中叶外侧段的引流，采取右侧背侧俯卧位。

Ⅴ右肺中叶中段的引流，采取头低脚高左半侧仰卧位。

（3）引流时让患者轻松地呼吸，不能过度换气或呼吸急促。

（4）体位引流过程中，可结合使用手法叩击等技巧。

（5）如果上述方法不能使患者自动咳嗽，则指导患者做几次深呼吸，并在呼气时给予振动，可以诱发咳嗽。

（6）评估引流效果并作记录。记录内容包括：分泌物形态、颜色、质感及数量；对引流的忍受程度；血压、心率等情况；在引流过的肺叶（段）上听诊并注明呼吸音的改变；患者的呼吸模式；胸壁扩张的对称性。

【注意事项】

一、心脏康复训练

1. 出现以下症状者须立即停止目前运动训练

（1）运动产生的头痛、晕厥、呼吸困难。

（2）血压过度升高：收缩压 >32kPa（240mmHg），舒张压 >16kPa（120mmHg）。

（3）心电监护异常，运动中 ST 段压低或升高超过 0.1mV。

（4）运动产生的心律失常和各类传导阻滞。

2. 如果患者在训练过程中没有不良反应，心率增加超过 20 次 / 分，或出现任何不良反应，则应该退回到前一阶段运动，甚至暂时停止运动训练。

二、呼吸康复训练

1. 训练方案应个体化。训练过程应循序渐进，持之以恒，锻炼终身。

2. 环境适宜，避免在风沙、粉尘、寒冷、炎热、嘈杂的环境锻炼。呼吸时最好经鼻，以增加空气温度和湿润度，减少粉尘和异物的刺激。

3. 锻炼时不应该有任何症状，锻炼次日晨起时应该感觉正常。如果出现疲劳、乏力、头晕等，应该及时就诊。

4. 临床病情变化时务必及时调整方案，避免治疗过程诱发呼吸性酸中毒和呼吸衰竭。

5. 训练适度，避免过度换气综合征或呼吸困难。

6. 酌情适当吸氧。严重的患者可以边吸氧边活动，以增强活动信心。

【思考题】

1. 停止心脏康复训练的指征有哪些？
2. 心肺功能训练过程中应注意哪些？
3. 外周效应的具体特点有哪些？
4. 呼吸肌训练的方法有哪些？
5. 呼吸训练的适应证和禁忌证有哪些？

（王　磊）

实训十五　虚拟现实技术

【目的与要求】

掌握：

1. 虚拟现实技术的作用机制及科学原理。
2. 虚拟现实技术的操作方法及常见故障处理。

熟悉：虚拟现实技术在康复中的应用。

了解：目前常见虚拟现实仪器设备的种类。

【实训组织运行要求】

演示性实训、操作性实训，共 2 学时，以集中授课形式和学生自主训练的开放模式相结合的教学。

【教具与设备】

虚拟现实设备及相关配件。

【实训内容】

根据情况选择其中之一即可。

1. 动能医生情景互动系统（DK-Premium）仪器操作体验。
2. 用于体能训练的虚拟治疗系统（如 SilverFit Newton）仪器操作体验。
3. 用于临床的虚拟治疗系统（如 SilverFit）仪器操作体验。

【原理、方法和手段】

1. 实训原理　反复练习是学会一项运动技能的首要因素，但仅仅不断重复训练是不够的，还必须逐步获得成功的反馈和体验。视觉和本体感所提供的反馈，可以强化练习者在尝试 - 错误练习中的正确行为，维持练习者的动机水平和积极性，并获得愉快的成功情绪体验，促使其不间断的练习直至习得该行为。虚拟现实技术提供了重复练习、成绩反馈和维持动机 3 个关键要素的技术手段。

2. 实训方法和手段　演示各种设备的操作方法，以实际操作并结合病例讲述。包括：教师示范、学生分组训练、患者治疗示范等，并指导讲解。

【实训步骤】

适应证：在康复领域，除了测量诊断、辅助支持和社交娱乐外，虚拟现实技术最重要的用途在于对受损的运动功能进行康复训练，能够让各个年龄段的神经、骨科、心肺疾病患者，通过情景互动的形式，进行个性化的全身主动性运动训练，提高患者运动能力，如平衡和协调能力康复训练、行走运动康复训练、上下肢康复训练包括肌力、关节活动范围、运动控制及姿势控制；日常生活行为康复训练；认知康复训练以及轮椅使用训练等。

操作方法：以动能医生情景互动系统（DK-Premium）为例进行介绍。

（一）仪器操作方法

动能医生情景互动系统是一款通过人机互动模式，患者在系统前按照软件游戏指示进行相关动作，来完成游戏当中的任务，从而达到让患者进行具有趣味性且可控的全身功能康复训练。其具有多种医疗用途，如上下肢肌力训练和关节活动度训练、心肺功能训练、运动控制训练、平衡训练等，提高患者的全身肢体控制能力、肌力、活动度及个脏腑和认知功能。其运动模式能有效促进肢体主动运动的出现、本体感觉的恢复，并有效预防痉挛发生。其将密集的训练活动与直观的软件游戏相结合。这种设计不仅给患者的训练带来了乐趣，激发他们主动参与训练，并使用方便的动画指示带给患者实时的反馈。

1. 打开和关闭动能医生

打开——按下台车上的电源开关和屏幕下放的开关。按钮位置在机箱右侧抽屉下。几秒之后系统会自动开启。

关闭——屏幕右侧划入，选择“设备” - “电源” - “关机”。

当 Windows 系统启动时，会要求你输入密码。然后你会看到下列视窗：

（1）要打开动能医生，请点击 start DoctorKinetic。

（2）要关闭动能医生，请点击 Stop DoctorKinetic。如果您的程序有不正常现象，可以使用这个图标。

2. 打开主界面后进行患者选择经患者选择包括 2 个部分：选择患者和选项。该视窗目的在于选择患者，之后再选择一项合适的活动开始训练课程。

（1）选择患者：可以添加新患者，同时完善患者资料（例如，名字、姓氏、性别等）。可在游戏过程中为患者选择模特。禁用获取患者照片的选项会造成该应用在游戏过程中不能收集患者的照片。你也可以选择是否为该患者开启生物反馈也可以在选择区选择曾训练患者。

（2）选择开启训练的课程：可以点击新建训练程序，也可以点击重复最近一次训练程序。

3. 训练程序管理

（1）选项卡：模块。在模块选项卡中用户选择一种预定义的训练程序，并选择其难度级别。训练程序分为几个模块，每个模块包括至少 10 种训练程序。每个模块还包括一种不含有训练的自定义训练程序，并且可完全由用户设定。

可以选择训练模块。每一种模块都是在预定义程序上进行筛选的，同时选择相应处方，每一种程序都是训练的不同设置。最后根据患者病情选择相应难度级别。

（2）选项卡：训练。

1）训练选项卡：训练分为几组，并由选项卡划分使选择更简单。

2）个性化：为特定患者开启个性化训练。每一张选项卡都有单独的设置，且通过点击单独设置可重复每一种训练。

也可以调整选择一种训练模式：①慢速移动（学习）——激发玩家慢速并精确的移动。该模式中的游戏很简单。玩家接收加速训练的学习曲线即时反馈。该模式应在治疗开始时使用，并推荐有少许或无游戏经验的患者使用。②动态移动（练习）- 激发玩家动态的移动。该模式中的游戏是动态的，并向玩家要求合适的时间。他们是专为已学习过一些训练并知道怎样进行训练的玩家设计。不提供即时反馈。

3）训练：该选择在当前选项卡中启动选择训练，选择（活跃）训练时清晰可见的。不活跃训练是浅灰色。每一种训练都显示在游戏指定的微型图像上。

4）训练设置：点击此处更改连续和重复次数。

5）难度级别：点击此处更改难度级别。

6）设置按钮：按下该按钮为训练课程自定义添加设置。

7）开始：点击此处确认选择并移动至“开始”选项卡。

（3）选项卡：开始。开始选项卡是对已选训练的总结，并且允许对训练课程以及游戏进行的方式进行最后的调整。

1）患者资料：显示已选患者资料。

2）程序：显示已选训练程序。

3）预计时间：以分钟形式显示训练程序期间的预计时间。该预计时间假设所有训练已正确完成，且玩家在无任何附加休息时间的情况下进行训练。

4）选择训练：显示训练程序的总结。

5）开始：点击该按钮启动训练程序（游戏）。

6）根据患者情况更改训练顺序：用户可以更改训练播放的顺序。通过拖拽和删除训练行或使用训练行右侧的上下移动按钮在两个方式之内完成更改。在完成更改训练顺序之后，需通过按下出现在开始按钮处用来确认训练顺序的按钮确认此改动。通过一系列调整可在结果视窗显示在最近进行的训练课程中的信息。

（4）选项卡：结果。

1）一般性总结：显示课程的一般性总结。

2）训练详情：显示对所有训练课程的总结。

3）成就：显示玩家的成就。

4）得分总计：500 分、1 000 分、5 000 分。

5）总用时：5min、10min、15min。

6）参与的课程总数：5、10、15。

7）动作和导航按钮。

（二）如何帮助患者

1. 治疗师应站在患者背后，以便相机与患者互动。

2. 可以使用工具如双杠，使患者更容易训练。

3. 治疗师坐在患者旁边，容易解释游戏。当游戏开始时，治疗师应该避让，以免相机检测不到患者。

4. 如果患者需要搀扶或必要的接触时，相机难以分离患者和治疗师。请一定要站在患者背后，以尽量减少干扰。

5. 如果治疗师紧紧站在 1 名座椅者背后，相机有时可能会将治疗师作为上半身，将患者作为下半身。因此，治疗师应向一侧、向后略微移动或坐下来，以尽量减少干扰。

6. 使用相机还可以更深入地帮助患者。如果治疗师完全模仿患者的运动，相机会对合并运动做出反应。

（三）举例（侧步走、接宝石）

1. **目标** 此游戏训练可强化髋关节与腿部肌肉。可改善平衡与步行技巧。

2. 用于髋关节手术后、卒中患者与衰老相关的其他疾病非常有用的训练。

3. **禁忌** 患者应能左 / 右移动，而不会跌倒。

4. **训练描述** 患者站在屏幕前，距离屏幕约 2 ~ 3m。当出现宝石时，患者向左或向右移动，将船移向宝石，并接住宝石。应通过左 / 右移动来让船左 / 右移动。

5. **规则** 通过向左和向右移动船只，尽可能多地接住宝石。

6. **得分** 每接住一个宝石得 1 分。

（四）故障排除

1. **无法达到屏幕两侧** 可以在详细菜单中调整运动的幅度。用较低的运动所需量，尝试练习。

2. **检测不到患者** 患者周围干扰要少，或者家属在患者后面以减少干扰机器识别。

【思考题】

1. 虚拟现实系统操作时如何帮助患者?
2. 不同种类的虚拟现实系统的操作方法有何不同？适用于哪些人群?
3. 如何处理仪器设备的常见故障?

（李红玲）

实训十六　机器人辅助康复治疗

【目的与要求】

掌握：上肢康复机器人、下肢康复机器人的治疗技术。

熟悉：

1. 上肢康复机器人辅助治疗技术的注意事项。
2. 下肢康复机器人辅助行走的注意事项。

【实训组织运行要求】

演示性实训、操作性实训，共2学时，以集中授课和学生自主训练的开放模式相结合的教学形式。

【教具与设备】

上肢康复机器人训练系统，下肢康复机器、跑台、悬吊系统。

【实训内容】

1. **上肢康复机器人辅助康复治疗**　安装调节、训练选择和评价。

2. **下肢康复机器人辅助行走技术**　跑台设置、悬吊系统、康复机器人安装和练习中评价。

【原理、方法和手段】

1. **实训原理**　康复机器人通过智能化的机器辅助，使患者可以根据自身情况，选择性采用主动、被动或助力主动的各种运动形式，进行大量的任务导向性的肢体重复性运动，并同时完成运动学、动力学或肌电参数的采集和反馈，从而促进运动、感觉功能的整合，促进脑功能的重组，最后恢复肢体运动控制和功能。

2. **实训方法和手段**　演示并实际操作康复机器人，结合病例讲述。包括：教师示范操作、学生分组练习、教师组间巡查并指导讲解及示范。

【实训步骤】

一、上肢康复机器人辅助治疗

适应证：上运动神经元损伤如脑卒中、颅脑外伤、脑炎、多发性硬化、帕金森、脊髓损伤等，严重的下运动神经元损伤如多发性神经根炎。

禁忌证：不能独立坐，或因心肺问题，和（或）疼痛因素不能连续训练1小时。严重的认知、语言或感知障碍。不能执行简单的指令。患侧有挛缩畸形。上肢有严重的感觉障碍。复发性脑梗死。伴随其他神经或肌肉骨骼疾病。病情不稳定。患侧上肢有外伤或未愈合的伤口。

操作方法：

1. 安装和调整机器（视具体的产品而定）。

2. 启动软件及训练（以 ReoGo 上肢康复机器人为例）

（1）启动电源：安装适合的手柄，放置 ReoMat 标记垫，安置座椅和患者。

（2）激活系统：进入操作系统，软件自动开启，输入用户名密码，进入初始化页面，随后进入 ReoRunner 界面。

（3）选择患者：点击“选择患者”按钮，输入患者基本信息，然后从名单列表里选择患者，点击“确定”。

（4）手动移动机器臂：可手动在 2D/3D 空间内移动机器臂，无需达到目标点，帮助将设备调整至患者最舒服的位置。

（5）开始程序中的训练：点击“开始训练”按钮，从程序库中选择适合的训练内容及训练参数，点击“开始”按钮。

（6）评价和调整患者的活动范围：根据患者的功能情况定期进行评价，并按照评价结果调整训练相关的参数。

（7）训练的重复和录制：按照预先设定好的训练方案进行重复性练习，对每次训练的情况进行录制，这样可以进行前后对比。

（8）结束训练：点击“退出”按钮，给患者解除装置，点击“主页面”按钮，然后点击“系统数据”按钮。使用机器人自带软件评估。在点击“Home”按钮进行机器臂复位，最后关机。

二、下肢机器人辅助行走

适应证：脑卒中、颅脑外伤、脑炎、多发性硬化、帕金森、脑瘫、脊髓损伤等患者。

禁忌证：严重的心肺疾病、肝肾损害不适宜进行运动疗法者；高热、感染、骨折 / 脱位未妥善固定等临床情况不稳定者；直立时不能维持正常血压者；严重认知损害不能配合练习者；严重的痉挛 / 挛缩无法正常使用机器人；在安装悬吊带的部位有压疮或开放性创伤。

操作方法：

1. 启动下肢康复机器人系统，检查下肢康复机器人是否正常运行，及患者有无禁忌证。

2. 输入患者的基本资料，量取患者大腿、小腿的长度。

3. 选择适合患者下肢尺寸的机器腿固定架，并调节机器腿的长度后，用悬吊带对患者进行减重和保护。

4. 将患者悬吊离开跑台，调试减重参数。

5. 将患者双腿固定在机器腿上，并调节角度。

6. 调整好踝关节固定带。

7. 启动下肢机器人，并缓慢将患者放下，并调节机器人参数。

8. 检查机器人各个部件是否调节捆绑合适后，练习开始。

9. 练习中根据患者的具体情况可相应调整机器人参数。

10. 结束训练，给患者解除装置，最后关机。

【注意事项】

1. 患者未安全、正确就位时不可运行系统。
2. 患者在出现任何异常动作时须通知治疗师。
3. 当天训练结束时须关闭系统和电脑。
4. 确保系统校准时未与患者身体相连。
5. 在系统运行时，长发、首饰和宽大服装须远离运动装置。
6. 现场禁止存放易燃液体、气体或蒸气。
7. 如果显示器屏幕工作中断，需马上停止系统运行。
8. 必要时，使用紧急停止按钮。

【思考题】

1. 上肢康复机器人训练的目标是什么？
2. 下肢康复机器人辅助步行训练的关键因素是什么？

（张艳明）

第二部分 物理因子疗法实训

实训十七 电疗法

一、直流电疗法

【目的与要求】

掌握：

1. 直流电治疗操作技术、注意事项、适应证和禁忌证。
2. 直流电药物离子导入原理、导入技术、注意事项、适应证和禁忌证。

熟悉：

1. 直流电的理化作用与生理作用。
2. 电水浴疗法导入技术和方法。

了解：体腔法导入技术和方法。

【实训组织运行要求】

演示性实训、操作性实训，共 2 学时，以集中授课形式和学生自主训练的开放模式相结合的教学。

【教具与设备】

直流电疗机、电极板、输出导线、衬垫、绝缘胶布（塑料布）、固定带、沙袋等。药物导入所需的药液，配浸药所用的滤纸、纱布。

【实训内容】

1. 直流电疗法的操作技术。
2. 直流电离子导入疗法的操作技术。

【原理、方法和手段】

1. 实训原理

（1）直流电作用下，其电解产物酸和碱可使皮肤细胞的蛋白质发生微量的变性及分解，从而释放组胺，扩张血管促进血液循环。

（2）组织蛋白分解成血管活性肽，促进局部血液循环。

（3）刺激感觉神经末梢，直接通过轴突反射引起血管扩张。

（4）电学中的“同性相斥”原理。

（5）直流电能将药物离子经皮肤的汗腺管口、皮脂腺管口、毛孔、黏膜或伤口的细胞间隙导入皮内或黏膜组织。

（6）由直流电导入体内的药物保持原有的药性。

2. 实训方法和手段 演示直流电与直流电药物离子导入疗法等常用设备的操作方法，注意事项，以实际操作并结合病例讲述。包括：教师示范、学生分组训练、教师组间巡查并指导讲解、学生示范。

【实训步骤】

（一）单纯直流电疗法

适应证：偏头痛、三叉神经痛、坐骨神经痛、神经衰弱、癔症、自主神经失调、末梢神经炎、面神经麻痹、慢性胃炎、胃肠痉挛、高血压、关节炎、关节痛。淋巴结炎、淋巴管炎、慢性乳腺炎、术后粘连、闭经、功能性子宫出血、慢性附件炎、角膜炎、结膜炎、鼻炎、慢性扁桃体炎、牙周炎、卡他性中耳炎、皮肤溃疡、硬皮病、皮肤瘢痕等。

禁忌证：恶性血液系统的疾病、恶性肿瘤、急性湿疹以及对直流电不能耐受者。对皮肤感觉障碍的患者，治疗时要慎重，避免烧伤。

操作方法：

1. 准备用物：直流电治疗仪电极板及 3cm × 3cm 衬垫 4 个。

2. 取 3cm × 3cm 衬垫 4 个，用生理盐水或热水浸湿后拧干，保持适宜温度及湿度，然后将电极板装入衬垫套内。

3. 接通电源，开总开关，检查仪器是否在零位，仪器工作是否正常。

4. 患者采取舒适体位（坐位），暴露双前臂，并检查皮肤是否完整无损，取 3cm × 3cm 衬垫两个，放在左前臂屈面上中 1/3 交点上（稍后接通电源）另两个 3cm × 3cm 衬垫放在右前臂屈面上中 1/3 交点上（稍后不通电），衬垫厚面与治疗部位皮肤紧密接触，用沙袋或绷带固定好，检查无误后左臂开始通电，右臂则不通电。

5. 开机前向患者交代通电时的各种感觉，有轻微的针刺感和蚁走感是正常的，如有刺痛或烧灼感则需马上反映。

6. 缓慢调节输出量至治疗强度的 2/3 处，过 1 ~ 2 分钟后调至规定治疗强度。

（一般治疗剂量：成人为 0.05 ~ 0.10mA / cm^2，小儿为 0.20 ~ 0.05mA / cm^2，老年人治疗时电流密度酌减）。

7. 治疗过程中间询问患者感觉，适当增减电流强度。

8. 20 分钟后将输出旋钮缓慢转到“零位”，取下电极，关闭电源，检查及对比双臂皮肤反应（左臂局部皮肤发红，右臂局部皮肤正常）。

9. 将衬垫用清水洗净，煮沸消毒，晾干备用。

（二）直流电药物离子导入疗法

1. 准备用物：直流电治疗仪电极板及 3cm × 3cm 衬垫 4 个，同样大小滤纸 4 张，5cm × 10cm 衬垫两个，0.1% 盐酸肾上腺素 4ml，0.1% 磷酸组胺 4ml。

2. 衬垫用生理盐水或热水浸湿后拧干，保持适宜温度及湿度，然后将电极板装入衬垫套内。

3. 接通电源，开总开关，检查仪器是否在零位，仪器工作是否正常。

4. 患者采取舒适体位（坐位），暴露双前臂，并检查皮肤是否完整无损，取 3cm × 3cm 衬垫两个，分别放上一张浸以 2ml 0.1% 盐酸肾上腺素和浸以 2ml 0.1% 磷酸组胺的滤纸，放在左前臂屈面上中 1/3 交点上的 A、B 处，共同联在直流电疗机的正极上，另取一个 5cm × 10cm 衬垫和电极放在前臂伸侧中部，联直流电疗机的负极。衬垫厚面与治疗部位皮肤紧密接触，用沙袋或绷带固定好，检查无误后开始通电。右臂上同样放上药物和电极，但不通电。

5. 开机前向患者交代通电时的各种感觉，有轻微的针刺感和蚁走感是正常的，如有刺痛或烧灼感则需马上反映。

6. 缓慢调节输出量至治疗强度的 2/3 处，过 1 ~ 2 分钟后调至规定治疗强度。

一般治疗剂量：成人为 0.05 ~ 0.10mA / cm^2，小儿为 0.20 ~ 0.05mA / cm^2，老年人治疗时电流密度酌减。

7. 过程中间询问患者感觉，适当增减电流强度。

8. 10 分钟后将输出钮缓慢转到“零位”，取下电极，关闭电源，检查及对比双臂皮肤反应。左臂 A 处局部皮肤明显苍白，B 处局部皮肤发红、充血、隆起，出现荨麻疹。右臂局部皮肤正常。

9. 将衬垫用清水洗净，分类煮沸消毒，晾干备用。

【注意事项】

1. 治疗前去除治疗部位及附近的金属物，以防烫伤。

2. 电极插入衬垫的套后，务必使衬垫厚面与治疗部位皮肤紧密接触，如放反，极易造成电极下电解产物所致的烧伤。

3. 电极衬垫要与皮肤均匀紧贴，固定稳妥，以免电流集中于某点而致烧伤。

4. 治疗时患者不能移动体位，以防电极滑脱、直接接触皮肤而引起电烧伤。

5. 感觉障碍与血液循环障碍的部位治疗时不应按患者的感觉来决定电流强度，所用的治疗强度宜较小，以免引起电烧伤。

6. 由于电极下电解产物刺激皮肤，治疗后皮肤上可能出现瘙痒、充血、小丘疹，应涂甘油酒精液保护皮肤。

7. 使用过的电极片上残留有酸性、碱性电解产物，使用后应彻底刷洗干净，必要时可用 75% 酒精液或消毒液浸泡。

8. 电极衬垫使用后应按不同药物种类清洗、煮沸消毒，以清洗其上的寄生离子和污垢。清洗后晾干备用。

9. 电极不平、电极衬垫在皮肤上敷贴不均匀或电极、导线的裸露部分直接接触皮肤均可能引起皮肤烧伤。阴极下的烧伤多为碱性烧伤、蛋白质溶解破坏；阳极下的烧伤多为酸性烧伤，蛋白质凝固坏死。直流电所引起的电烧伤不易愈合，烧伤后应予紫外线照射等措施，以防感染、促进愈合。

【思考题】

1. 直流电疗法的剂量计算。

2. 直流电及药物离子导入疗法的操作步骤。

3. 直流电疗法的注意事项。

（许建文）

二、低频电疗法

【目的和要求】

掌握：

1. 低频电疗法常用设备的操作方法与注意事项。
2. 低频电疗法的适应证和禁忌证。

熟悉：

1. 低频电流的作用特点。
2. 常用的几种低频电疗法的生理作用与治疗作用。

了解：低频电流的分类和各参数及其意义。

【实训组织运行要求】

演示性实训、操作性实训，共 2 学时，以集中授课形式和学生自主训练的开放模式相结合的教学。

【教具与设备】

直流 - 感应电疗仪、经皮神经电刺激治疗仪、功能性电刺激治疗仪、电极、导线、固定带、衬垫等。

【实训内容】

1. 感应电疗仪的操作技术。
2. 经皮神经电刺激治疗仪的操作技术。
3. 功能性电刺激治疗仪的操作技术。

【原理、方法和手段】

1. 实训原理

（1）应用频率为低于 1 000Hz 低频脉冲电流作用于人体来治疗疾病的方法称为低频电疗法。

（2）低频电流的特点是：①低频率、小电流，电解作用较直流电弱，有些电流无明显的电解作用，电流强度增减的变化或电压升降的变化；②对感觉神经和运动神经有较强的刺激作用；③无明显热作用。

（3）低频电流的治疗作用：①对神经肌肉有兴奋作用，引起肌肉的节律性收缩和舒张，促进神经功能的恢复；②刺激肌肉产生有节律的收缩，可改善血液和淋巴循环，促进静脉和淋巴的回流；③通过脊髓和大脑的中枢神经系统对痛觉的调制以及神经 - 体液对痛觉的调节作用，产生镇痛效应。

2. 实训方法和手段 演示感应电疗法、经皮神经电神经刺激疗法、功能性电刺激疗法等常用设备的操作方法，注意事项，以实际操作并结合病例讲述。包括：教师示范、学生分组训练、教师组间巡查并指导讲解、学生示范。

【实训步骤】

（一）感应电疗法

适应证：失用性肌萎缩，如神经失用、术后制动、疼痛而引起的反射抑制肌肉收缩运动导致的失用性肌萎缩，肌张力低下，软组织粘连，四肢血液循环障碍，声嘶，便秘，尿潴留，癔症等。

禁忌证：有出血倾向，急性化脓性炎症，痉挛性麻痹，皮肤破损，感觉过敏者，有植入心脏起搏器者，严重心功能衰竭，孕妇的腰骶部。

操作方法：感应电治疗的操作方法与直流电疗法基本相同，因为感应电流的电解作用不明显，故电极衬垫的厚度可以在1cm以下。电极种类有片状电极、手柄电极、碾式电极。感应电流的治疗剂量不易精确计算，一般为强、中、弱三种，强量可见肌肉出现强直收缩；中等量可见肌肉微弱收缩；弱量则无肌肉收缩，但有轻微的刺激感。治疗方法主要包括：

1. 固定法

（1）并置法：两个等大的电极（点状、小片状或大片状电极）并置于病变的一侧或两端。

（2）对置法：两个等大的电极于治疗部位对置。

（3）主电极置神经肌肉运动点，副电极置于支配有关肌肉的区域。

2. 移动法 手柄电极或滚动电极在运动点、穴位或病变区移动刺激（也可固定做断续刺激）；另一片状电极（约100cm²）放置相应部位固定，如颈背部或腰骶部。

3. 电兴奋法 两个圆形电极（直径3cm）在穴位、运动点或病变区来回移动或暂时固定某点做断续的直流感应电中等量到强量的刺激。

【注意事项】

1. 治疗前应了解有无皮肤感觉异常，对于感觉减退的患者应避免电流强度过大导致电灼伤。

2. 治疗中电极应避免放置于伤口及瘢痕处，避免电流集中引起灼伤。患者不可移动体位及接触金属物品。

3. 电极放置在颈部时，电刺激有时可引起咽喉肌、膈肌痉挛，引起呼吸、血压、心率的改变。

4. 治疗癔症时需采用肌肉明显收缩的电流强度为宜，并配合暗示治疗。

（二）经皮神经电神经刺激疗法

适应证：各种急慢性疼痛：各种神经痛、头痛、关节痛、肌痛、术后伤口痛、分娩宫缩痛、牙痛、癌痛、肢端疼痛、幻肢痛等，也可用于治疗骨折后愈合不良。

禁忌证：植入心脏起搏器者禁用；严禁刺激颈动脉窦的部位。以下情况慎用：

孕妇的腹部和腰骶部；眼部；有脑血管意外病史的患者，不要将电极对置于颅脑。

操作方法：

1. 电极一般置于痛区、神经点或运动点、穴位、病灶同节段的脊柱旁，沿着周围神经走向、病灶上方节段、病灶对侧同节段上，2 个电极或 2 组电极的放置方向有并置、对置、近端—远端并置、交叉等。

2. 患者取舒适的体位，治疗前向患者解释治疗中可能出现的麻颤感、震颤感或肌肉抽动感等应有的感觉。将电极固定于相应的部位上。打开电源，选择治疗频率、脉宽、治疗时间，再调输出的电流强度。治疗结束，将输出旋钮复位，关闭电源，取下电极。

【注意事项】

1. 治疗部位皮肤有瘢痕、溃疡或皮疹时，电极应避开这些部位；电极与皮肤应充分接触以使电流均匀作用于皮肤，以免电流密度集中引起的灼伤；电极部位保持清洁，便于通电。

2. 综合治疗时，先采用温热治疗法，再行 TENS 进行镇痛，可增加局部血流量，降至皮肤电阻，治疗作用增强。

（三）功能性电刺激疗法

适应证：上运动神经元瘫痪、下肢功能重建、上肢功能重建、呼吸功能障碍、排尿功能障碍、特发性脊柱侧弯、肩关节半脱位。

禁忌证：戴有心脏起搏器者禁用在其他部位的神经功能性电刺激，意识不清，肢体骨关节挛缩畸形，下运动神经元受损，局部对功能性电刺激无反应者。

操作方法：

1. 刺激下肢运动 将刺激器系在腰骶部，刺激电极置于腓神经处，触发开关设在鞋底足跟部。患者足跟离地，开关接通，刺激器发出低频脉冲电流，通过电极刺激腓神经，使足背伸。患者足跟再次着地，开关断开，刺激停止，如此重复上述动作。

2. 纠正脊柱侧弯 使用表面电极置于竖脊肌表面或置于一侧胸、腰部侧弯部上、下方。

3. 辅助呼吸运动 将表面电极放在颈部膈神经的运动点上，进行功能性电刺激，产生膈神经和胸廓的运动。

【注意事项】

须与其他疗法如运动训练、心理治疗相结合，操作时应准确掌握刺激点的解剖与生理等。

【思考题】

1. 感应电疗法有哪些注意事项？
2. 功能性电刺激疗法有几种常用的治疗方法？
3. 功能性电刺激疗法的注意事项。

（许建文）

三、中频电疗法

【目的与要求】

掌握：

1. 等幅中频电疗法的治疗技术和注意事项。
2. 干扰电疗法的治疗技术和注意事项。
3. 调制中频电疗法的治疗技术和注意事项。

熟悉：中频电疗法的适应证、禁忌证。

【实训组织运行要求】

演示性实训、操作性实训，共 2 学时，以集中授课形式和学生自主训练的开放模式相结合的教学。

【教具与设备】

音频电疗机、超音频电疗机、干扰电疗机、电脑调制中频治疗仪、衬垫。

【实训内容】

1. **等幅中频电疗法操作技术** 音频电疗法和超音频电疗法的操作。
2. **干扰电疗法操作技术** 传统干扰电疗法和立体动态干扰电疗法的操作。
3. **调制中频电疗法操作技术** 正弦调制中频电疗法和脉冲调制中频电疗法操作技术。

【原理、方法和手段】

1. **实训原理** 中频电流的频率高且是交流电，作用于人体时能作用到更深的组织，中频电对运动、感觉神经的刺激作用虽不及低频电明显，但对自主神经、内脏功能的调节作用却优于低频电，而且可作用到组织深处，在引起强烈肌肉收缩的同时皮肤无明显刺痛。中频电具有促进局部血液循环、镇痛、消炎、软化瘢痕、松解粘连、锻炼骨骼肌肉、防止肌肉萎缩、提高活性生物膜的通透性等作用。

2. **实训方法和手段** 演示各种中频电疗法的操作技术，以实际操作并结合病例讲述。包括：教师示范、学生分组训练、教师组间巡查并指导讲解、学生示范。

【实训步骤】

（一）等幅中频电疗法

1. 音频电疗法

适应证：瘢痕疙瘩（对蟹足肿无效）、纤维结缔组织增生、肥厚、粘连、挛缩，关节纤维性强直，肌肉、韧带、关节劳损，颈肩背腰腿痛，狭窄性腱鞘炎、风湿性肌炎、关节炎，周围神经病损（神经炎、神经痛等），外伤后或术后皮下浸润粘连、血肿机化，注射后浸润，浅静脉炎后残留硬索状肿块，声带肥厚，乳腺小叶增生，外伤后或术后肠粘连、内脏粘连、腔道内粘连狭窄等。慢性炎症（如慢性盆腔炎、附件炎、前列腺炎、腹腔盆腔感染后残留炎性包块等）。平滑肌张力低下疾病与尿路结石。

禁忌证：急性感染性疾病、肿瘤、出血性疾病、严重心力衰竭、肝肾功能不全，活动性肺结核，局部有金属异物、心区、孕妇腰腹部，戴有心脏起搏器者。

操作方法：

（1）将电极仪连接于220V电压上。

（2）将电极用生理盐水浸湿的纱布包好，安放在损害的上下两端或两侧，并用绷带固定，再将鳄鱼嘴夹子分别夹在两电极上，同极的夹子夹在同一电极上。

（3）打开电源开关，缓慢转动“输出调节”旋钮，使电流表指针缓慢向右移动，同时观察患者反应，直至患者能耐受舒适为宜。

（4）治疗结束，将电流调至“0”，关闭开关，取下电极。

2. 超音频电疗法

适应证：皮肤皮下软组织感染消散期、骨髓炎、术后浸润、血肿、早期闭塞性动脉内膜炎、早期雷诺病、膀胱炎（直肠腔内治疗）。慢性湿疹、神经性皮炎、过敏性皮炎、硬皮病、斑秃。慢性附件炎、月经不调、子宫发育不良（均可进行阴道或直肠腔内治疗）。神经症、血管性头痛。

禁忌证：同音频电疗法。

操作方法：

（1）将电极仪连接于220V电压上。

（2）选择电极，玻璃电极有蕈状电极（用于体表治疗）、圆柱状电极（用于肛门、直肠、阴道治疗）。玻璃电极插于电极手柄，接至治疗机输出端。

（3）治疗时玻璃电极与人体皮肤或体腔黏膜接触。发生火花放电时有热感，无局部刺痛及不适感。

（4）治疗结束，将电流调至“0”，关闭开关，取下电极。

（二）干扰电疗法

1. 传统干扰电疗法

适应证：周围神经损伤或炎症引起的神经麻痹和肌肉萎缩、神经痛，骨关节、软组织疾患（肩周炎、颈椎病、腰椎间盘突出症、软组织扭挫伤、肌筋膜炎、肌肉劳损、关节炎、狭窄性腱鞘炎、坐骨神经痛），术后肠粘连、注射后硬结、缺血性肌痉挛、雷诺病、闭塞性动脉内膜炎、肢端发绀症、骨折延迟愈合、术后粘连、术后肠麻痹、内脏平滑肌张力低下（胃下垂、弛缓性便秘）、胃肠功能紊乱、儿童遗尿症、尿潴留及妇科的慢性炎症。

禁忌证：急性炎症、出血倾向、孕妇下腹部、局部有金属异物、严重心脏病等。

操作方法：

（1）患者采取舒适体位，暴露治疗部位，按处方要求选择固定电极，务使两路电流电场线交叉于病灶处。衬垫用温水浸湿。检查两组输出是否处在“0”位，差频数值显示开关是否在显示位置上。

（2）接通电源，指示灯亮。先开电源开关，后放电极，此操作步骤与其他电疗仪不同，应特别注意。

（3）根据处方要求选用差频，差频在 ±5Hz 即可，然后缓缓调节电流输出钮，将电流量调至医嘱要求规定略低处，数分钟后再调准。

（4）调整计时器，询问患者是否不适。

（5）治疗完毕，将电流输出钮调至“0”位，取下电极，分开放置（使之不相互接触）。

2. 立体动态干扰电疗法

适应证：立体动态干扰电疗法的临床应用范围与传统干扰电疗法相同，其疗效优于传统干扰电疗法。

禁忌证：同传统干扰电疗法。

操作方法：

（1）选用大小合适的电极。

（2）两个星状电极及其导线在治疗部位的上下或两侧反方向放置，治疗时应注意使星状电极的各个小极均与皮肤接触良好，以使三路电流都能充分进入人体。

（3）根据需要，每次治疗选用 1 ~ 3 种差频，每种差频治疗 5 ~ 10 分钟不等，每次治疗 20 分钟，每日或隔日 1 次，10 ~ 15 次为 1 疗程。

3. 调制中频电疗法

适应证：颈肩背腰腿痛等，肌肉扭伤、肌纤维组织炎、腱鞘炎、滑囊炎、关节纤维性挛缩、瘢痕、粘连、血肿机化，注射后硬结，面神经炎、肌萎缩、胃肠张力低下、尿路结石、盆腔炎性后遗症、术后肠麻痹等。中枢性瘫痪、小儿脑性瘫痪、周围神经炎或损伤引起的弛缓性瘫痪。血管神经性头痛、胃十二指肠溃疡、慢性胆囊炎、尿路结石、慢性前列腺炎、脊髓损伤引起的神经源性膀胱功能障碍、张力性尿失禁、尿潴留等疾病，改善排尿功能障碍。

禁忌证：局部有恶性肿瘤、活动性肺结核、急性化脓性感染、出血性疾患、局部有金属固定物、置入心脏起搏器者、有严重心肺、肾脏疾病者等。

操作方法：

（1）将仪器接通电源，选择适宜大小的电极板和衬垫，或涂抹导电胶。

（2）接上输出导线与仪器连接。然后将电极放在患者裸露的治疗部位上，用沙袋或固定带固定电极。

（3）开启电源，根据疾病诊断和医嘱，按动程序处方键，选择治疗所需的程序处方。

（4）检查输出旋钮，使之处于“0”位，然后调节治疗时间，进入倒计时状态。

（5）最后调节电流输出使之达到治疗所需的适宜电流强度。治疗时电极下有电刺激、麻、颤、肌肉收缩感，可按患者的感觉和耐受程度调节电流量。

（6）治疗完毕时，将剂量旋钮转至“0”位，关闭电源，取下电极。

【注意事项】

1. 中频电疗机特别是微电脑控制的治疗机应与高频电疗机分开，分设于两室，以免中频电疗机的工作受高频电磁波的干扰影响。

2. 使用前应检查机器是否正常工作，电极、导线等是否完好，导线插头、导线夹等是否牢固。

3. 治疗时不要接触机器，不可随便活动；患者治疗部位的金属物品（如手表、发夹、首饰等）应予除去，体内有金属异物（如骨科金属固定物、金属碎片、金属节育环等）的部位，应严格掌握电流强度，0.3mA/cm^2 方可避免组织损伤。

4. 选择适合治疗部位的电极、衬垫放置治疗部位上，尽量使病灶位于两电极中间；电极和夹子不可接触皮肤，以免电击灼伤；电极质地应柔软可塑，其弯度应与治疗部位的轮廓相一致，务必使电极、衬垫与皮肤均匀接触。

5. 电极不能在心前区及其附近并置和对置治疗；有心脏病患者，电流不宜过强，并注意观察患者反应，如有不良反应立即停止治疗；孕妇忌用于下腹部、腰骶部及邻近部位治疗；佩戴心脏起搏器者不得进行中频电治疗。

6. 治疗电流量的调节应根据治疗的要求和患者的感觉，一般以感觉阈或运动阈为准，电流密度通常为 0.1 ~ 0.3mA/cm^2，最大不宜超过 0.5mA/cm^2。瘢痕部位、浅感觉或血液循环不佳的部位治疗时，电流强度的调节不应以患者的感觉为准。

7. 治疗期间注意观察有无副作用，如有头晕、头痛、胸闷、嗜睡等症状发生，应及时调节电流强度或停止治疗。

8. 治疗时电极板要充分和皮肤接触，使电极下电流均匀分布。

9. 如在治疗中患者感到电极下疼痛时应立即中止治疗。皮肤局部出现斑点状潮红时，应立即涂烫伤油膏或甲紫等药物，或照射紫外线。

【思考题】

1. 中频电疗操作的注意事项有哪些？
2. 各种中频电疗操作方法有何不同？

（姜贵云）

四、高频电疗法

【目的与要求】

掌握：

1. 超短波疗法的治疗技术和注意事项、适应证与禁忌证。
2. 微波疗法的治疗技术和注意事项、适应证与禁忌证。

熟悉：短波疗法的治疗技术和注意事项。

【实训组织运行要求】

演示性实训、操作性实训，共 4 学时，以集中授课形式和学生自主训练的开放模式相结合的教学。

【教具与设备】

具有隔离措施的教室、超短波治疗仪、短波治疗仪、微波治疗仪、厘米波治疗仪、毫米波治疗仪、计时器、衬垫、氖光管、各种波长辐射器。

【实训内容】

1. 超短波疗法操作技术对置法、并置法、单级法、双极法、体腔法的操作。
2. 微波疗法操作技术分米波疗法、厘米波疗法、毫米波疗法的操作。
3. 短波疗法操作技术对置法、并置法、单级法、交叉法的操作。

【原理、方法和手段】

1. 实训原理 高频电流或其所形成的电场、磁场或电磁场作用于人体主要产生两种效应。即温热效应和非热效应。温热效应为内源热，即为组织吸收电能后转变的“内生”热，具有热作用深、均匀、选择性分布等特点。有改善血液循环、镇痛、消炎、降低肌肉张力、加速组织生长修复、提高免疫力、治疗肿瘤等治疗作用。

2. 实训方法和手段 演示各种高频电疗法的操作技术，以实际操作并结合病例讲述。包括：教师示范、学生分组训练、教师组间巡查并指导讲解、学生示范。

【实训步骤】

（一）超短波疗法

适应证： 超短波疗法主要适用于急性与亚急性炎症、损伤疾病。软组织化脓感染、静脉炎、淋巴结炎、骨髓炎、关节炎、扭挫伤、血肿、烧伤、冻伤、肌筋膜炎、阑尾脓肿、术后伤口感染、睾丸炎、附睾炎、前列腺炎等。支气管炎、肺炎、支气管哮喘、胆囊炎、肾盂肾炎、膀胱炎、溃疡病、胃肠痉挛、急性肾衰竭等。支气管炎、肺炎等。周围神经损伤、面神经炎、坐骨神经痛、偏头痛、脊髓炎等。盆腔炎、附件炎、前庭大腺炎等。脓疱疹、带状疱疹、痤疮等。眼耳鼻咽喉口腔感染、颞颌关节功能紊乱等。超短波高热疗法配合放疗、化疗用于较深部肿瘤的治疗。

禁忌证： 恶性肿瘤（一般剂量时）、出血倾向、活动性结核、妊娠、严重心肺功能不全、局部金属异物、植入心脏起搏器者、颅内压增高、青光眼。

操作方法：

1. 询问患者病史，明确是否有治疗禁忌证。

2. 患者取卧位或坐位，不必裸露治疗部位。选择电极，务必使电极的面积稍大于病变的面积。

3. 电极的放置方法有对置法、并置法、单极法、双极法、体腔法，其中以对置法、并置法最常用。

（1）对置法：两个电极相对放置，电场线集中于两极之间，横贯治疗部位，作用较深。放置两极时应注意两个电极之间的距离不应小于一个电极的直径；电极与治疗部位表面之间保持一定的间隙。

（2）并置法：两个电极并列放置，电场线分散，只通过表浅组织，作用较浅。

（3）单极法：治疗时只使用一个电极，一般只用于小功率治疗仪，而且另一个不使用的电极应远离而且相背而置。

（4）双极法：一电极置于治疗部位，另一电极置于治疗区域较远处。适用于治疗五官及表浅病灶。禁用大功率电疗机器，可用并置法。

（5）体腔法：将消毒的体腔电极置于阴道或直肠内，另一电极置于相应的腹部或腰骶部。

4. 接通电源，治疗机预热 3 分钟后，接通高压，调节调谐钮，电流表指针上升，使之达到最高，氖光管在电极旁测试时达到最亮，此时治疗机的输出达到谐振，同时询问患者的感觉，使之符合治疗需要。

5. 调节定时器，注意询问患者是否不适。

6. 治疗结束时，逆上述顺序，依次关闭输出、高压及电源。取下患者身上的电极和衬垫物。

（二）微波疗法

1. 分米波疗法

适应证：主要适用于软组织、内脏、骨关节的亚急性、慢性炎症与疾病。如伤口愈合迟缓、胃炎、溃疡病、结肠炎、胃肠痉挛、胆囊炎、肝炎、肺炎、支气管哮喘、支气管炎、膀胱炎、肾盂肾炎、急性肾衰竭等。肌炎、纤维织炎、肌痛、扭挫伤、血肿、肩周炎、关节炎、腰腿痛、前列腺炎、术后粘连等。妇科疾病：盆腔炎、附件炎、子宫发育不全等。神经痛、周围神经损伤、神经根炎、脊髓炎、多发性硬化等。短波高热疗法配合放疗、化疗可用于肿瘤的治疗。

禁忌证：恶性肿瘤（一般剂量时）、出血倾向、结核病、妊娠、严重心肺功能不全、局部金属异物、植入心脏起搏器者。

操作方法：

（1）患者取卧位或坐位，裸露治疗部位，也可穿单薄的棉织品或丝织品衣服，但不可穿不吸汗的尼龙织物或含有金属丝的织物。

（2）接通电源，治疗机预热 3 分钟。

（3）按治疗需要选用合适的辐射器，安装在治疗机支架上，接上电缆。

（4）不同种类辐射器的操作方法不同：①有距离辐射法：适用于非接触式辐射器。按辐射器的要求调节好辐射器与治疗部位皮肤之间的距离，使辐射器中心对准病患部位，一般辐射距离不应超过 5 ~ 10cm，以减少对四周空间的辐射。②经“介质水袋”辐射：适用于带有“介质水袋”的辐射器。将介质水袋安放在治疗部位皮肤表面，然后使辐射器紧贴在介质水袋上。有循环冷却装置时需接好循环水装置与泵。③接触辐射法：适用于接触式体表辐射器。使辐射器口紧贴治疗部位皮肤。④体腔辐射法：适用于阴道、直肠腔内治疗。患者取截石位或侧卧位，先在辐射器外套以消毒的耐热乳胶套，套外涂少量消毒液状石蜡或凡士林等润滑剂后伸入阴道或直肠内，以沙袋等物将辐射器尾端及电缆固定好。

（5）辐射器方向位置调节好后接通高压、调节输出。

（6）治疗结束时逆上述顺序关闭输出、高压与电源，将辐射器从患者身上取下或移开。

2. 厘米波疗法

适应证：与短波、分米波疗法相似，但限于较表浅部位的病症。

禁忌证：与短波、分米波疗法相同。

操作方法：

（1）患者取卧位或坐位，裸露治疗部位，也可穿单薄的棉织品或丝织品衣服，但不可穿不吸汗的尼龙织物或含有金属丝的织物。

（2）接通电源，治疗机预热 3 分钟。

（3）按治疗需要选用合适的辐射器，安装在治疗机支架上，接上电缆。

3. 不同种类辐射器的操作方法不同

（1）距离辐射法：按辐射器的要求调节好辐射器与治疗部位皮肤之间的距离，使辐射器中心对准病患部位，一般辐射距离不应超过 5 ~ 10cm。

（2）经“介质水袋”辐射：将介质水袋安放在治疗部位皮肤表面，然后使辐射器紧贴在介质水袋上。

（3）接触辐射法：适用于接触式体表辐射器。使辐射器口紧贴治疗部位皮肤。

（4）体腔辐射法：患者取截石位或侧卧位，先在辐射器外套以消毒的耐热乳胶套，套外涂少量消毒液状石蜡或凡士林等润滑剂后伸入阴道或直肠内，以沙袋等物将辐射器尾端及电缆固定好。

（5）厘米波治疗机的特有辐射器的操作方法如下：①马鞍形辐射器：治疗时使辐射器紧贴患者治疗部位体表皮肤。②隔沙辐射法：治疗前将沙袋置于治疗部位皮肤上，再将辐射器紧压在沙袋上。③耳辐射器：治疗前先在辐射器外套以消毒的乳胶套，再在套上涂少许滑石粉，将辐射器插入外耳道内。治疗时患者手持辐射器的小电缆，使辐射器固定于外耳道内。④聚焦辐射器：治疗前将辐射器的罩盖罩好。治疗时患者手持手柄，将辐射器紧贴在治疗部位上。

（6）辐射器方向位置调节好后接通高压、调节输出。注意询问患者是否不适。

（7）治疗结束时逆上述顺序关闭输出、高压与电源，将辐射器从患者身上取下或移开。

（三）毫米波疗法

适应证：毫米波适用于各种伤病的各个时期。扭挫伤、血肿、骨折、关节炎、肌纤维组织炎、网球肘、软组织感染、烧伤、术后伤口、慢性溃疡、前列腺炎、颈椎病等。溃疡病、胃炎、胃肠功能紊乱、高血压、冠心病、慢性支气管炎、支气管哮喘等。颌下淋巴结炎、支气管炎、关节炎等。面神经麻痹、神经根炎、神经痛、脑瘫等。盆腔炎、输卵管积水、附件炎性肿块等。五官炎症、感染、颞颌关节功能紊乱等。较浅表肿瘤（配合放疗、化疗）、放疗化疗后骨髓抑制等。

禁忌证：眼和睾丸部位避免毫米波治疗，妊娠、局部金属异物、植入心脏起搏器者禁止采用毫米波治疗。

操作方法：

1. 患者取卧位或坐位，裸露治疗部位，也可穿单薄的棉织品或丝织品衣服或覆盖一层干纱布。但不可穿不吸汗的尼龙织物或含有金属丝的织物。
2. 接通电源，治疗机预热 3 分钟。
3. 将辐射器移至治疗部位上方，紧贴皮肤，也可间隔 1 ~ 2mm 空气距离。使辐射器的电场方向（电缆指引的方向）与神经、血管或经络走行的方向一致。
4. 治疗仪有设定处方时则需调节处方号。
5. 接通高压、调节输出。注意询问患者是否不适。
6. 治疗结束时，关闭输出与电源，移开辐射器。

（四）短波疗法

适应证：短波疗法主要适用于亚急性、慢性炎症与疾病。如胃炎、溃疡病、结肠炎、胃肠痉挛、胆囊炎、肝炎、肺炎、支气管哮喘、支气管炎、膀胱炎、肾盂肾炎、急性肾衰竭等；肌炎、纤维织炎、肌痛、扭挫伤、血肿、肩周炎、关节炎、前列腺炎、术后粘连等；妇科疾病如盆腔炎、附件炎、子宫发育不全等；神经痛、周围神经损伤、神经根炎、脊髓炎、多发性硬化等。短波高热疗法配合放疗、化疗可用于较深部肿瘤的治疗。

禁忌证：恶性肿瘤（一般剂量时）、出血倾向、结核病、妊娠、严重心肺功能不全、局部金属异物、植入心脏起搏器者。

操作方法：

1. 患者取卧位或坐位，不必裸露治疗部位，询问患者是否有禁忌证。

2. 使用不同电极时的操作方法不同

（1）电缆电极操作法：按治疗需要将电缆电极盘绕成一定的大小形状。应向同一方向盘绕电缆，以免磁场对消。电缆一般盘绕 2～3 圈，不超过 3～4 圈。

（2）盘状、涡流电极操作法：移动支架，使盘状电极对准治疗部位。移动支架，使涡流电极对准治疗部位，涡流电极可直接贴在皮肤上。

（3）电容电极操作法：电容场法治疗时电极的放置方法有 4 种。①对置法：两个电极相对放置，电场线集中于两极之间，横贯治疗部位，作用较深。②并置法：两个电极并列放置于治疗部位表面，电场线较分散，只通过表浅组织、作用较浅。③交叉法：两对电极分别对置于相互垂直的位置上，先后给予输出，使病变部位先后接受不同方向的两次治疗。④单极法：治疗时只使用一个电极，作用范围小而表浅，只限于电极下中央部位的浅层组织。治疗时应将不用于治疗的另一个电极置于远离治疗部位处，并且使两极相背。

3. 接通电源，治疗机预热 3 分钟后，接通高压，调节调谐钮，电流表指针上升，使之达到最高，氖光管在电极旁测试时达到最亮。

4. 调节定时器。注意询问患者是否不适。

5. 治疗结束时，逆上述顺序，依次关闭输出、高压及电源。取下患者身上的电极和衬垫物。

【注意事项】

1. 治疗室需用木地板、木制床椅，暖气等金属制品要加隔离罩，治疗仪必须接地线。

2. 除去患者身上所有金属物（包括金属织物），禁止在身体有金属异物的局部治疗。

3. 治疗部位应干燥，潮湿衣服、伤口的湿敷料应除去，汗液和伤口的分泌物应擦干净。

4. 患者治疗体位舒适，对治疗不平整的局部应适当加大治疗间隙。

5. 对膝、踝对置治疗时宜置衬垫于膝、踝间，以免电场线集中于突起处，以保证电场线的均匀。

6. 电极面积应大于病灶，且与体表平行。

7. 两电极电缆不能接触交叉或打卷，以防短路；电缆与电极的接头处及电缆与皮肤间需以衬垫隔离，以免烫伤。

8. 治疗中患者不能触摸仪器及其他物品，并经常询问患者的感觉，尤其是感觉障碍者，以免烫伤。

【思考题】

1. 高频电疗操作的注意事项有哪些？

2. 各种高频电疗操作方法有何不同？

（姜贵云）

实训十八　光疗法

【目的与要求】

掌握：红外线、紫外线及激光疗法的操作步骤。

熟悉：红外线、紫外线及激光疗法的适应证、禁忌证及注意事项。

了解：各种光疗法的概念、蓝紫光疗法的操作步骤。

【实训组织运行要求】

演示性实训、操作性实训，共 4 学时，以集中授课形式和学生自主训练的开放式模式相结合的教学。

【教具与设备】

红外线治疗仪（如 TDP）、可见光治疗仪（如红光治疗仪、蓝紫光治疗仪）、紫外线治疗仪、激光治疗仪（如半导体激光治疗仪、氦 - 氖激光治疗仪、二氧化碳激光治疗仪等）；防护眼镜、保护眼睛用纱布或生理盐水棉球、洞巾、布巾、石英导子、紫外线生物剂量测定器等。

【实训内容】

常用光疗法（红外线、可见光、紫外线和激光疗法）操作技术。

【原理、方法和手段】

1. 实训原理　红外线、可见光、紫外线及激光照射到人体组织，其被人体表浅组织吸收后产生热效应或光化学效应，通过传导或血液传送可使较深层组织温度升高、血管扩张、血流加速，从而使局部血液循环得到改善，达到治疗效果。

2. 实训方法和手段　演示各种常用光疗法（红外线、可见光、紫外线及激光疗法）的操作技术，以实际操作并结合病例讲述。包括：教师示范、学生分组训练、教师组间巡查并指导讲解、学生示范。

【实训步骤】

一、红外线疗法

适应证：软组织扭挫伤恢复期、肌纤维组织炎、关节炎、伤口愈合迟缓、慢性溃疡、压疮、肌痉挛、注射后硬结、术后粘连、瘢痕挛缩、风湿性关节炎、痉挛性麻痹、神经痛、多发性末梢神经炎、盆腔炎性疾病后遗症、皮肤溃疡等。

禁忌证：恶性肿瘤局部、有出血倾向、高热、活动性结核、急性软组织损伤（24 小时内）、急性感染性炎症的早期、闭塞性脉管炎、重度动脉硬化等。

操作方法：

（1）操作前应先检查灯泡、灯头安装是否牢固，辐射板有无破损，支架是否稳妥。

（2）接通电源，灯泡预热 5 ~ 10 分钟（如 TDP）。

（3）患者取适当体位，充分暴露治疗部位，检查照射部位对温热感是否正常。

（4）灯头中心对准病患部位垂直照射，距离一般如下：功率 500W 以上，灯距应在 50 ~ 60cm 以上；功率 250 ~ 300W，灯距在 30 ~ 40cm；功率 200W 以下，灯距在 20cm 左右。

（5）每次照射 15 ~ 30 分钟，每日 1 ~ 2 次，15 ~ 20 次为 1 个疗程。

（6）治疗结束时，移开灯头，检查皮肤，擦去照射部位的汗水，患者应在室内休息 10 ~ 15 分钟方能离开。

二、可见光疗法

适应证：

1. 红光疗法 软组织损伤、烧伤后创面、术后组织粘连、皮肤溃疡、压疮、周围神经损伤、关节炎、慢性胃炎、慢性肠炎、气管炎、肺炎、浅静脉炎、神经炎、神经痛、神经性皮炎、斑秃、湿疹、慢性盆腔炎性疾病后遗症等。

2. 蓝紫光疗 主要用于治疗新生儿高胆红素血症。

禁忌证：同红外线疗法。

操作方法：

1. 红光操作步骤

（1）照射前检查灯泡、辐射板安装是否牢固，支架是否稳妥。

（2）患者取舒适体位，暴露治疗部位。

（3）移动灯头，使灯头中心对准患处，照射距离视灯的功率大小而定，若在 200W 以下，照射距离在 20cm 以内。

（4）每日 1 次，每次 15 ~ 30 分钟，15 ~ 20 次为 1 个疗程。

2. 蓝紫光操作步骤

（1）以 10 只 20W 的蓝光荧光灯或日光荧光灯（需滤过所含的紫外线）按半月形悬挂在距治疗床 70cm 的高度，使灯管长轴与床的长轴平行，以新生儿胸骨柄为中心进行照射。

（2）患儿全身裸露，戴防护眼镜或用黑色硬纸遮盖患儿眼睛接受照射，仰卧或俯卧于照射箱内，照射箱温度保持在 30℃左右。

（3）每照射 6 ~ 12 小时，停止照射 2 ~ 4 小时，也可连续照射。两种照射方法总照射时间蓝紫光为 24 ~ 48 小时，白光为 24 ~ 72 小时。灯管的总功率不得超过 200W。

（4）照射过程中每 1 小时给患儿翻身 1 次，使其身体前后面交替照射。每 4 小时测 1 次体温，超过 38℃应及时降温。

（5）治疗时间每日 1 次，每次 15 ~ 30 分钟，10 ~ 20 次为 1 个疗程。

三、紫外线疗法

适应证：疖肿、痈、急性蜂窝织炎、急性乳腺炎、丹毒、淋巴结炎、静脉炎、软组织急性化脓性炎症、伤口感染、压疮、伤口延迟愈合、急性关节炎、急性神经痛、肺炎、溃疡、带状疱疹、银屑病、白癜风等。

禁忌证：恶性肿瘤、高热、有出血倾向、活动性结核、急性湿疹、日光性皮炎、皮肤癌变、色素沉着性干皮症、血小板减少性紫癜、血友病、系统性红斑狼疮、光敏性疾病、应用光敏药物（光敏治疗除外）等。

操作方法：

1. 生物剂量测定

（1）生物剂量测定器：长方形或圆形（小儿用）薄金属板（或X光胶片）中间挖6个长方形孔，每孔为1.5cm×0.5cm，孔距0.5cm，上置一可将各孔遮盖及暴露的活动板。

（2）测定部位：一般多选下腹部，也可选用上、下背部或胸部。因这些部位对紫外线比较敏感。

（3）测定方法

1）患者取舒适体位，暴露被测定区，将生物剂量测定器放在测定部位，用布巾遮盖周围。

2）将预热好的紫外线灯管垂直对准测定器，灯管与皮肤的距离为高压汞灯50cm，低压汞灯几乎接近测定部位，或距离1～2cm。

3）操作者抽动测定器遮盖板，每隔一定时间（高压汞灯5秒，低压汞灯1秒）打开第一个孔，以此类推，直至各孔全部开放。照射完毕时，第一孔照射时间最长，而最后一孔照射时间最短。高压汞灯6个孔依次照射时间为30秒、25秒、20秒、15秒、10秒、5秒。

4）成人照射后6～8小时、小儿照射后4～6小时观察测定结果，以出现最弱红斑孔的照射时间为一个生物剂量；如在照射后24小时观察，则以所见到的最弱红斑的前一孔的照射时间为一个生物剂量。

5）如照射后6个孔均未出现红斑或全部出现红斑反应，则应适当增减每孔照射时间，重新测定。

6）以同等条件测得20名以上不同年龄、性别的正常成年人的生物剂量，求其平均值，即为该灯的平均生物剂量。每隔3～6个月重复测定1次，更换灯管时亦须重测。

2. 局部照射操作步骤

（1）治疗前应检查紫外线灯管是否完好，支架安装是否牢固。灯管启燃后，要给予预热，如高压汞灯需10～15分钟，低压汞灯需5～10分钟。

（2）患者取舒适体位，充分暴露照射部位，照射面积应包括病灶周围正常组织1～2cm，非照射部位用治疗巾遮好。难遮盖的部位可涂一层薄的凡士林，加以保护。

（3）调整好照射距离，将光源垂直于照射中心，按照治疗要求的红斑等级准确掌握照射时间。

（4）照射结束，迅速移开紫外线灯，从患者身上取下治疗巾，嘱患者离开。

（5）下一次照射时应按照前次照射范围进行照射，不得超过原照射野的边缘。

3. 体腔照射操作步骤

（1）在进行体腔照射前，先用生理盐水将腔内导子（石英玻璃）经75%乙醇浸泡30分钟后，用无菌纱布拭干。

（2）按医嘱选好石英导子，置入腔内，对准或直接接触病灶照射，按启动键，计时器倒计时。

（3）紫外线通过导子后强度减弱，照射剂量应增加，治疗剂量一般以皮肤生物剂量的

1～1.5倍计算（或在黏膜上测定之生物剂量计算），一般以30秒开始，每次递增10～20秒。

（4）治疗完毕，将石英导子自患者体腔取出，再冲洗干净后将其浸泡在75%乙醇中消毒。

（5）每日或隔日1次，5～10次为1个疗程。

四、激光疗法

适应证：

1. 氦-氖激光（或半导体激光） 支气管哮喘、肺炎、原发性高血压病、胃肠功能失调、肝炎、类风湿关节炎、面肌痉挛、面神经麻痹、周围神经损伤和神经痛、慢性溃疡、压疮、烧伤创面、瘘管、肩周炎、颈椎病、腰椎间盘突出症、肌纤维组织炎、软组织损伤、乳腺炎、慢性盆腔炎性疾病后遗症、婴儿腹泻、带状疱疹等。

2. 二氧化碳激光 感染伤口、慢性溃疡、压疮、肩周炎、腱鞘炎、肱骨外上髁炎、扭伤、湿疹、面神经炎、附件炎、盆腔炎性疾病后遗症、宫颈炎、遗尿症、色素痣、黑色素瘤、血管瘤、乳头状瘤、皮肤原位癌、基底细胞癌、喉癌、子宫颈癌、切割或凝闭血管进行止血等手术治疗。

禁忌证：恶性肿瘤（光敏治疗除外）、皮肤结核、高热、出血倾向、心肺肾衰竭、孕妇、与黑色素瘤有关的皮肤病变、光敏性皮肤或正在服用光敏性药物等。

操作方法：

1. 氦-氖激光（或半导体激光）操作步骤

（1）接通电源，激光管点燃后依次调整电压和电流，使激光管发光稳定，一般需3～5分钟。

（2）照射穴位前，应先准确找好穴位，可用甲紫做标记。

（3）照射不到的治疗部位，可通过反射镜反射法或导光纤维照射到治疗部位。

（4）治疗时患者取舒适体位，暴露治疗部位，照射距离为30～100cm（视病情及激光器功率而定），光束应与被照射部位呈垂直照射，使光束准确照射在病变部位或经穴上。

（5）每个治疗部位照射5～10分钟。每日照射1次，同一部位照射一般不超过12～15次。

（6）激光器一般可连续工作4小时以上，连续治疗时，无需关机。

2. 二氧化碳激光操作步骤

（1）首先打开水循环系统，并检查水流是否通畅，水循环系统如有故障时，不得开机工作。

（2）检查各机钮是否在“0”位置后，接通电源，依次开启低压及高压开关，并调至激光器最佳工作电流。

（3）患者取舒适体位，暴露治疗部位，并予消毒，治疗区周围以盐水纱布覆盖防护。

（4）术者戴好防护眼镜，缓慢调整激光器，以散焦光速照射治疗部位。

（5）照射距离，一般为150～200cm，使局部有舒适的温热感为宜，勿使过热，以免烫伤。每次治疗10～15分钟，每日1次，7～12次为1个疗程。

（6）治疗结束，按与开机相反的顺序关闭各组机钮，关闭机钮15分钟之内勿关闭水循环。

【注意事项】

一、红外线疗法

1. 照射部位接近眼或光线可射及眼时，患者应戴防护眼镜或浸水棉花覆盖双眼。长期受到红外线照射可以引起白内障或眼底损伤。

2. 皮肤感觉障碍、瘢痕、植皮部位照射时应特别小心，并经常询问患者，观察照射部位反应，以防烫伤。

3. 血液循环障碍部位，较明显的毛细血管或血管扩张部位一般不用红外线照射。

4. 治疗过程中要经常询问患者，注意观察，如患者出汗多，感觉头晕、心慌等反应需立即告知医护人员。

5. 治疗时患者不得移动体位或拉动灯头，以防身体触及灯具引起烫伤。

6. 多次照射后，局部皮肤可出现网状红斑，停止照射红斑即消失。

二、可见光疗法

1. 照射部位接近眼或光线可射及眼时，应用盐水纱布遮盖双眼，由于眼球含有较多的液体，对可见光吸收较强，可引起白内障。

2. 治疗过程中患者不要随意变换体位，防止身体触及灯泡，引起烫伤。

3. 蓝紫光照射后皮肤黄疸消失快，但血清胆红素下降较慢，应定时复查血清胆红素以确定是否继续照射。如照射总时间超过 24 小时，患儿黄疸不退或血胆红素不下降，需考虑改用其他疗法。

4. 蓝紫光照射过程中注意观察患儿情况，如呼吸、体温、眼睛、皮肤等变化。

5. 灯管长时间照射后会衰老及光线减弱，应定期进行更换。

三、紫外线疗法

1. 照射创面、溃疡或有脓液、痂皮的部位时，应先将坏死组织及分泌物清理干净，照射头部，将头发剪短。

2. 操作者应戴防护眼镜，穿长袖工作服或手套，保护皮肤，患者需戴防护眼镜或用纱布遮盖眼部，以防紫外线损伤眼部，造成电光性眼炎、白内障或视网膜损伤。

3. 紫外线辐射可使空气产生臭氧，因而治疗室应通风良好，室温应保持在 22～24℃，应用屏风隔离或单独房间。

4. 尽可能预约患者集中时间治疗，以减少开灯次数。患者在治疗过程中，需用同一灯管照射。

5. 治疗前应告知患者红斑量照射后皮肤上会出现红斑，体表照射后不要擦洗局部或洗澡。治疗过程中，也不要用光敏药物和吃光敏食物。

6. 治疗部位的皮肤应进行清洁，照射时只暴露照射野，患者的非照射区必须以布巾盖严，予以保护。

7. 紫外线照射与其他物理因子治疗配合应用时，应注意先后顺序。如与超短波、红外线灯等能产生温热效应的治疗配合时，一般应先行温热治疗，后照射紫外线。如发现紫外线照射过量，应立即用太阳灯或红外线局部照射 20 分钟，进行温热疗法中和。

8. 紫外线灯管的照射强度可随着时间的延长而衰减，一般每隔 3 个月测定 1 次生物剂量。高压汞灯管应用 500 ~ 1000 小时后应更换，更换灯管时应重新测定生物剂量。

9. 紫外线灯管不要用手触摸，清洁灯管应在冷却时进行。经常用 95% 乙醇擦拭除垢，石英导子用后每次必须用 75% 的乙醇浸泡消毒。

四、激光疗法

1. 照射激光前，应将创面先用生理盐水或 3% 硼酸水清洗干净。

2. 光导纤维不得挤压、弯曲、以防折断。

3. 激光管有激光输出时不得直接照向任何人的眼部或经反射区反射至人的眼部，操作者及患者均应戴激光防护眼镜，保护眼睛。

4. 治疗过程中，患者不得随意变换体位，或移动激光管。

5. 3 ~ 6 个月定时检查激光器的输出强度，强度过弱时应停止使用，更换灯管。

6. 操作人员应定期做健康检查，特别是眼底视网膜检查。

7. 光敏治疗的患者于注射药物后 1 个月内应居住暗室，严禁日光直晒，以免发生全身性光敏反应。

【思考题】

1. 红外线照射的操作步骤。

2. 紫外线对炎症与伤口的治疗作用。

3. 激光照射时的注意事项。

（吴　军）

实训十九　超声波疗法

【目的与要求】

掌握：超声波疗法的常用剂量、不同治疗方法的具体操作、使用时注意事项等。

熟悉：超声波疗法的适应证、禁忌证与慎用范围。

了解：超声波综合疗法及大剂量治疗法。

【实训组织运行要求】

演示性实训、操作性实训，共2学时，以集中授课形式和学生自主训练的开放模式相结合。

【教具与设备】

超声波治疗仪（高频震荡发生器和输出声头）、耦合剂、辅助设备（水槽、水枕、水袋、水漏斗、反射器等）。

【实训内容】

1. **超声波直接治疗法操作技术**　移动法和固定法的操作。
2. **超声波间接治疗法操作技术**　水下法和辅助器治疗法的操作。

【原理、方法和手段】

1. **实训原理**　具有压电效应性质的晶体受到压缩或拉伸时，在其受力面上就会产生数量相等的正负电荷，这种物理现象称为压电效应。医用超声波多利用压电效应由超声发生器产生，发射器中主要有一石英晶体薄片，在相应频率的高频电场作用下，晶体薄片能准确迅速地随着交变电场频率而周期性地改变其体积（压缩与伸展），由此形成超声振动，即疏密交替的弹性压力波向周围介质传播。

对于超声波的生物学作用机制，一般认为有三个基本的作用因素，即超声机械作用、温热作用、由超声机械作用、温热作用促发的物理化学作用。超声波这三个因素在有机联系、相互作用的基础上，通过复杂的神经 - 体液调节途径来治疗疾病。

2. **实训方法和手段**　演示超声波疗法的操作技术，结合病例进行实际操作讲解。具体方法包括：教师示范、学生分组训练、教师组间巡查指导讲解、学生示范。

【实训步骤】

适应证：

1. **软组织损伤**　肱骨外上髁炎（网球肘）、肩撞击综合征、肌肉劳损、软组织扭挫伤、血肿机化、腱鞘炎、瘢痕组织、注射后硬结、冻伤、冻疮。

2. 骨关节病 颈椎病、肩周炎、强直性脊柱炎、四肢慢性关节炎、腰椎间盘突出症、半月板损伤、髌骨软化症、骨折、颞颌关节功能紊乱、半月板损伤。

3. 神经系统疾病 脑卒中、脑外伤后遗症、脑瘫、面神经炎、痴呆，以及各种神经性痛：如三叉神经痛、肋间神经痛、坐骨神经痛、幻肢痛、带状疱疹后遗神经痛。

4. 眼科疾病 睑板腺囊肿、外伤性白内障、中心性视网膜炎、玻璃体混浊等。

5. 内科疾病 冠心病、慢性支气管炎、慢性胃炎、胆囊炎、胃十二指肠溃疡、功能性便秘等。

6. 泌尿生殖系统疾病 尿路结石、前列腺炎、附睾淤积症、阴茎硬结、慢性盆腔炎、附件炎、输卵管闭塞、痛经等。

7. 其他 早期乳腺炎、肢体溃疡、带状疱疹、雷诺病、乳突炎、耳鸣、耳聋等。

禁忌证：

1. 活动性肺结核、严重支气管扩张、出血倾向、消化道大面积溃疡。

2. 心绞痛、心力衰竭，植入心脏起搏器、心脏支架者，严重心脏病的心区和交感神经节及迷走神经部位。

3. 多发性血管硬化，血栓性静脉炎。

4. 化脓性炎症、急性败血症、持续性高热。

5. 恶性肿瘤（超声治癌技术除外）。

6. 孕妇的下腹部、小儿骨骺部禁用。头部、眼、生殖器等部位治疗时，剂量应严格把握。

7. 高度近视患者的眼部及邻近部位。

8. 放射线或同位素治疗期间及治疗后半年内。

操作方法：

1. 直接治疗法 指将声头直接压在治疗部位进行治疗，又分为移动法和固定法两种。

（1）移动法：该法最为常用。①先在治疗部位涂上耦合剂，声头轻压接触身体；②接通电源、调节治疗时间及输出剂量后，在治疗部位缓慢往返或回旋移动，移动速度根据声头面积和治疗面积进行调整，一般为 2～3cm/s；③常用强度为 0.5～2.5W/cm^2，头部可选用脉冲超声，输出强度由 0.75～1W/cm^2 逐渐增至 1.5W/cm^2，眼部治疗用脉冲超声，输出强度 0.5～0.75W/cm^2；④每次治疗时间 5～10 分钟，大面积移动时可适当延长至 10～20 分钟；⑤治疗结束时，将超声输出调回“0”位，关闭电源，取出声头；⑥一般治疗 6～10 次为 1 个疗程，慢性病 10～15 次，每日或隔日 1 次，疗程间隔 1～2 周。如需治疗 3～4 个疗程者，则第 2 疗程以后间隔时间应适当延长。

（2）固定法：此法用于痛点、穴位、神经根和病变很小部位的超声治疗。①在治疗部位涂以耦合剂，声头以适当压力固定于治疗部位；②治疗剂量宜小，常用超声强度为 0.1～0.5W/cm^2，其最大量约为移动法的 1/3；③每次治疗时间 3～5 分钟；④开通、关闭电源顺序及治疗疗程与移动法相同；⑤固定法易在不同组织的分界面上产生强烈的温热作用及骨膜疼痛反应，治疗时如果出现治疗部位过热或疼痛，应移动声头或降低强度，避免发生灼伤。

2. 间接治疗法 指声头通过水、水袋等介质或辅助器，间接作用于治疗部位的一种治疗方法，又分为水下法和辅助器治疗法两种。

（1）水下法：此法的优点是声波不仅能垂直且能倾斜成束状辐射到治疗部位，还可通过水使超声波传导完全，常用于治疗表面形状不规则、有局部剧痛、不能直接接触治疗的部位，如肘、腕、手指、踝、趾关节、开放性创伤、溃疡等。

治疗方法：①将声头与患者手足等治疗部位浸入 36～38℃温开水中，声头距治疗部位 1～5cm；②接通电源，调节治疗时间及输出剂量，声头做缓慢往返移动；③治疗剂量、时间、疗程、关闭电源顺序与直接治疗法的移动法相同。

（2）辅助器治疗法：对于某些部位如眼、面部、颈部、脊柱、关节、阴道、前列腺、牙齿等不平之处，必须借用水枕、水袋等辅助器与治疗部位紧密接触，使治疗部位上所有不平之处均得到超声治疗。

治疗方法：①在水枕或水袋与皮肤及声头之间均涂以耦合剂；②将声头以适当压力置于水枕或水袋上，接通电源，调节治疗时间及输出剂量；③治疗剂量、时间、疗程、关闭电源顺序与直接治疗法的固定法相同。

【注意事项】

1. 熟悉仪器性能，定期测定超声治疗仪输出强度，确保超声治疗的剂量准确。
2. 治疗时首先将声头接触治疗部位或浸入水中，方能调节输出，切忌声头空载，同时应避免碰撞声头。
3. 治疗中声头应紧贴皮肤，声头与皮肤之间不得留有任何细微空隙；移动法治疗时勿停止不动，以免引起疼痛反应。
4. 治疗过程中紧密观察患者反应以及仪器的工作状态，如治疗部位过热或疼痛，应暂停治疗，找出原因，予以处理，避免发生灼伤。
5. 水袋法与水下法治疗时，应采用温开水缓慢灌入，水中及皮肤上不得有气泡。
6. 进行胃肠治疗时，治疗前患者应饮温开水 300ml 左右，坐位进行治疗。
7. 治疗过程中不得卷曲或扭转仪器导线；注意仪器和声头的散热，如有过热应暂时停机一段时间，再继续使用。
8. 治疗结束时，将超声输出调回“0”位，关闭电源后方可将声头移开。
9. 应注意不能用增大强度来缩短治疗时间，也不能用延长时间来降低治疗强度。

【思考题】

什么叫超声波声头空载？有什么危害？如何防止其空载？

（邢艳丽）

实训二十　传导热疗法

【目的与要求】

掌握：

1. 石蜡疗法的治疗技术和注意事项。
2. 湿热袋敷疗法治疗技术和注意事项。

熟悉：泥疗法的治疗技术和注意事项。

了解：

1. 蒸气熏蒸疗法的治疗技术和注意事项。
2. 地蜡疗法的治疗技术和注意事项。
3. 沙浴疗法的治疗技术和注意事项。

【实训组织运行要求】

演示性实训、操作性实训，共2学时，以集中授课演示和学生自主训练的开放模式相结合的教学。

【教具与设备】

电热熔蜡槽（或双层套锅）、医用石蜡、100℃温度计、不锈钢大勺、瓷盘或铝盘、平排毛刷、湿热硅胶袋、恒温水箱、医用治疗泥、食盐、厚毛巾。

【实训内容】

1. 石蜡疗法操作技术：蜡饼法、刷蜡法和浸蜡法的操作。
2. 湿热袋敷疗法操作技术。
3. 泥疗操作技术。

【原理、方法和手段】

1. 实训原理　传热介体对皮肤的温热感受器、压力感受器、化学感受器具有综合性的作用，可以降低肌张力、镇痛；可以改善组织营养、促进水肿吸收；可以减轻炎症反应；还可以软化瘢痕、松解挛缩肌腱。

2. 实训方法和手段　演示各种传导热疗法的操作技术，以实际操作及结合病例讲述。包括：教师示范、学生分组训练、教师组间巡查并指导讲解、学生示范。

【实训步骤】

一、石蜡疗法

适应证：骨关节损伤与术后粘连、关节僵直、肌腱和韧带的扭挫伤恢复期、肌筋膜炎、慢性骨关节炎、瘢痕、腱鞘炎、冻伤、慢性软组织损伤、神经炎、肌肉痉挛、皮肤美容等。

禁忌证：出血倾向、开放性伤口、局部感染性炎症、急性创伤早期、活动性结核局部、孕妇腰腹部。

操作方法：

1. 蜡饼法

（1）将石蜡加热至熔化。

（2）检查治疗部位皮肤有无出血、破损或局部炎症。

（3）将加热熔化的蜡液倒入瓷盘或铝盘内，蜡液厚约 2 ~ 3cm，待冷却至初步凝结（表面温度 45 ~ 50℃）。

（4）仔细取出蜡饼，将蜡饼敷于治疗部位（躯干或肢体面积较大的部位），外用塑料布、厚毛巾包裹保温。

（5）30 ~ 60 分钟后取下蜡饼，常规检查局部皮肤。

（6）急流水冲洗后将蜡饼放回熔蜡槽内。

2. 刷蜡法

（1）将石蜡加热至熔化，再将蜡液冷却至 55 ~ 65℃。

（2）检查患者治疗部位局部皮肤，核对有无蜡疗禁忌证。

（3）用平排毛刷蘸取蜡液迅速均匀地涂刷在病患部位，在皮肤表面形成一薄层厚约 0.5 ~ 1cm 的蜡膜。

（4）多刷数次或在蜡膜外面包一块热蜡饼，用塑料布及棉垫包裹。

（5）30 ~ 60 分钟后取下蜡饼，常规检查局部皮肤。

（6）急流水冲洗蜡膜后将蜡膜及蜡饼放回熔蜡槽内。

3. 浸蜡法

（1）将石蜡加热至熔化。

（2）检查患者治疗部位局部（手或足）皮肤，核对有无蜡疗禁忌证。

（3）按刷蜡法涂敷石蜡，形成一层软蜡壳。

（4）将手 / 足浸入 55 ~ 60℃蜡液中，手 / 足迅速地提起，在手 / 足表面冷却形成一薄层蜡膜，重复数次，使蜡膜达到一定厚度，成为手套或袜套样。然后将治疗部位持续浸于蜡液中。

（5）治疗时间为 30 ~ 60 分钟，治疗结束后去除局部蜡层，急流水冲洗后放回熔蜡槽内。

二、湿热袋敷疗法

适应证：软组织损伤、骨关节损伤与术后粘连、关节僵直、肌腱和韧带的扭挫伤恢复期、肌筋膜炎、慢性骨关节炎、腱鞘炎、冻伤、神经炎、肌肉痉挛。

禁忌证：急性炎症、出血倾向、高热、昏迷、皮肤破溃、皮肤感染、心肺功能不全、急性创伤早期、活动性结核、外周血管疾病、年老体弱、幼儿、恶性肿瘤等。

操作方法：

（1）治疗前准备：检查湿热袋有无破口，专用的恒温水箱加热至80℃备用，将湿热袋浸入水中加热20～30分钟。

（2）治疗时操作：检查治疗部位皮肤，暴露治疗部位，铺数层干毛巾，拧出湿热袋中多余水分（以热袋不滴水为度）并将热袋置于毛巾上，外盖毛毯保温。随治疗袋温度的下降，逐步抽出所垫毛巾至治疗完毕。治疗时间约20～30分钟。

（3）治疗结束：取下湿热袋，擦干并检查皮肤。

三、泥疗法

适应证：骨关节损伤与术后粘连、关节僵直、肌腱和韧带的扭挫伤恢复期、肌筋膜炎、慢性骨关节炎、瘢痕、腱鞘炎、冻伤、慢性软组织损伤、神经炎、肌肉痉挛、皮肤美容等。

禁忌证：出血倾向、开放性伤口、局部感染性炎症、急性创伤早期、活动性结核局部、孕妇腰腹部。

操作方法：

1. 全身泥疗

（1）治疗前：按照要求用热盐水、矿泉水等稀释治疗泥，温度37～43℃。成品医用泥无需稀释。

（2）治疗时：除头与胸部外，将全身埋入泥中，必要时头部采用冰袋降温。治疗时间15～20分钟。

（3）治疗结束：用35～37℃温水冲洗全身，卧床休息30分钟。

2. 局部泥疗

（1）治疗前：采用已经加温的治疗泥，在塑料布上做成3～6cm厚的泥饼。

（2）治疗时：将治疗泥饼放置在治疗部位，开始计时。治疗时间20～30分钟。

（3）治疗结束：取下泥饼，用温水冲洗并检查局部皮肤。

【注意事项】

一、石蜡疗法

1. 治疗前，将治疗部位清洗干净，剃去多余的毛发。
2. 每次治疗前检查皮肤感觉、血液循环情况，防止过热烫伤。
3. 若出现皮疹、瘙痒等情况，要中止治疗、寻找原因、及时处理。
4. 刷蜡法或浸蜡法治疗时，注意每次刷蜡或浸蜡时不要超过前一次蜡膜边缘。
5. 石蜡属易燃物品，不能直接加热，必须隔水加热，以防止石蜡变质、燃烧。

二、热敷疗法

1. 加热湿热袋前应该先检查有无破口，不要挤压湿热袋，以免漏出硅胶颗粒引起烫伤。
2. 检查恒温水箱，检查湿热袋温度，避免干烧、过热。
3. 拧出湿热袋中多余水分，避免烫伤。
4. 治疗时，皮肤与湿热袋之间的干毛巾至少6层，面积要大于湿热袋。
5. 慎用于老年人、意识障碍者、感觉障碍者、血液循环障碍者。

三、泥疗法

1. 检查治疗用泥的质量、温度是否符合治疗要求。

2. 严格掌握时间、温度，严密观察患者脉搏、呼吸、出汗、血压等情况，若出现大量出汗、眩晕、呼吸困难、心率过快时应终止治疗，对症处理。

3. 全身治疗后应适当休息、避免疲劳，当日不宜进行剧烈运动和日光浴。

【思考题】

1. 蜡疗的各种方法分别用于哪些部位的治疗?

2. 湿热袋敷法治疗的注意事项有哪些?

3. 全身泥疗和局部泥疗的治疗温度、治疗时间及治疗后的注意事项分别是什么?

（刘　曦）

实训二十一　压力疗法

【目的与要求】

掌握：各种压力疗法的适应证、禁忌证和注意事项。

熟悉：各种压力疗法的治疗原理和作用。

了解：各种压力疗法的操作常规。

【实训组织运行要求】

演示性实训、操作性实训，共2学时，以集中授课形式和学生自主训练的开放模式相结合的教学。

【教具及设备】

气袋式压力治疗仪、压力舱。

【实训内容】

1. 正压顺序循环疗法。
2. 体外反搏疗法。
3. 负压疗法。
4. 正负压疗法。

【原理、方法和手段】

1. 实训原理　对肢体施加压力，促进血管内外物质交换，同时改善由于血液黏稠度增大或有形成分性质的改变而引起的物质交换障碍，从而达到治疗疾病的目的。

2. 实训方法和手段　演示压力疗法的操作技术，以实际操作并结合病例讲述。包括：教师示范、学生分组训练、教师组间巡查并指导讲解、学生示范。

【实训步骤】

一、正压疗法

1. 正压顺序循环疗法

适应证：肢体创伤后水肿；淋巴回流障碍性水肿；截肢后残端肿胀；复杂性区域性疼痛综合征；静脉淤滞性溃疡；对长期卧床或手术被动体位者预防下肢深静脉血栓形成。

禁忌证：肢体重症感染未得到有效控制；近期下肢静脉血栓形成；大面积溃疡性皮疹。

操作方法：

（1）患者取坐位或仰卧位。

（2）选择大小合适的气囊套在患肢上，并拉好拉链。

（3）将导气管按顺序插在气囊接口上。

（4）设定压力及时间，打开电源即开始治疗。其末端压力可设定在 100 ~ 130mmHg（13.3 ~ 17.3kPa）之间，其他各节段压力由电脑控制相应递减，或人为手动调节。每次治疗 15 ~ 20 分钟。

（5）每日 1 ~ 2 次，6 ~ 10 次为一个疗程。

2. 体外反搏疗法

适应证：冠心病、病态窦房节综合征；心肌炎恢复期；结节性大动脉炎；高血压病，血压控制在 160/100mmHg 以下；血栓闭塞性脉管炎；缺血性脑血管意外；短暂性脑缺血发作；腔隙性脑梗死；脑血管血栓；椎基底动脉供血不足等。

禁忌证：血压 >160/100mmHg；频发性期前收缩或心率 >140 次 / 分；主动脉瓣关闭不全；大动脉病变；肢体有感染、皮炎、静脉炎及新近有静脉血栓形成；全身及局部出血倾向。

操作方法：

（1）向被治疗者说明治疗时有肢体紧束感及跳动感，无明显的不适及危害，免除患者紧张造成的心率改变而影响反搏效果。

（2）患者仰卧于反搏床上，连接心电电极，红色正极置于心尖部，白色负极置于胸骨右缘第二或第三肋间，黑色地线置于剑突下方。用胶布固定牢固相应的电极，防止在治疗中松动而影响触发反应。

（3）使用前检查各接头连接是否正确和牢固，将充排气开关置于“0”位，并将心电模拟开关置于“模拟位”。打开监控系统电源，调整相关旋钮使心电波、充排气信号，脉搏波在示波荧光屏上的亮度及位置适宜。

（4）根据患者体形选择合适的气套囊，包扎于四肢及臀部，患者应着棉质柔软衣裤，注意包扎时拉平衣裤，以防打褶处摩擦损害皮肤。气囊套要松紧适度，一般以在气囊套与肢体间能插入两指为宜。气囊套连接软管不可扭曲，并有适当的余量。

（5）置心电开关于“心电位”，开启导联开关后，在示波屏上显示心电波，推动充气调节旋钮的位置使充气信号落在 T 波顶峰处，推动排气旋钮，使排气讯号在下一个 QRS 波之前 50 毫秒结束，心率较慢者可根据情况提早排气。

二、负压疗法

适应证：雷诺现象；血栓闭塞性脉管炎；糖尿病足及下肢坏疽等。

禁忌证：出血倾向；静脉血栓早期；近期有外伤史；动脉瘤；大面积坏疽；血管手术后；治疗部位有感染灶；治疗部位有恶性肿瘤。

操作方法：

（1）患者取坐位或仰卧位。

（2）调整好压力舱的高度和倾斜角度，以使患者在治疗过程中的体位舒适利于治疗。如患肢水肿，可采取水平位；如有动脉循环障碍而无水肿，可稍向下倾斜。压力舱底部垫数层大毛巾。

（3）将患肢裸露，伸入舱内，用与患肢周径相符的柔软而有弹性的垫圈，使之在压力舱口处固定，并密封舱口。

（4）适当移动治疗仪，使舱口尽量靠近患肢根部，再将患者的坐椅或床与仪器用皮带固定。

（5）设定所需的负压值，上肢压力范围－65～－100mmHg（－8.6～－13.3kPa），一般为－80mmHg（－10.7kPa）；下肢压力－80～－130mmHg（－10.7～－17.3kPa），一般为－100mmHg（－13.3kPa）。

（6）打开电源开关，舱内压力从“0”开始缓慢下降至负压设定值，开始计时。

（7）每次治疗10～15分钟。

（8）每日1次，10～20次为一个疗程。

三、正负压疗法

适应证：

1. 单纯性静脉曲张，静脉炎早期和病情已经稳定的动脉栓塞引起的循环障碍。
2. 四肢动脉粥样硬化，动脉中层硬化，血栓闭塞性脉管炎。
3. 周围血液循环障碍，包括外伤后血管痉挛，雷诺现象（雷诺病），弛缓性瘫痪合并循环障碍（如复合性区域性疼痛综合征）。
4. 免疫性疾病引起的血管病变，如多发动脉炎，硬皮病，类风湿关节炎合并脉管炎，系统性红斑狼疮。
5. 糖尿病性血管病变。
6. 局部循环障碍引起的皮肤溃疡、压疮、组织坏死等。
7. 其他非禁忌疾病引起的血液循环障碍，如真性红细胞增多症早期。
8. 淋巴水肿，如乳腺癌术后术侧上肢淋巴性水肿。
9. 冻伤。
10. 预防术后下肢深静脉血栓形成。

禁忌证：同负压疗法禁忌证。

操作方法：

（1）患者取坐位或仰卧位。

（2）调整好压力舱的高度和倾斜角度，以使患者在治疗过程中体位舒适便于治疗。如患肢水肿，可采取水平位；如无水肿仅有动脉循环障碍，可稍向下倾斜。压力舱底部可垫数层大毛巾，以增加舒适性和稳定性。

（3）将患肢裸露，伸入舱内，用与患肢周径相符的柔软而有弹性的垫圈，使之在压力舱口处固定，并密封舱口。

（4）移动治疗仪，使舱口尽量靠近患肢根部，再将患者的座椅或床与仪器用皮带固定好。

（5）设定所需的正、负压力值。通常设定在－50mmHg（－6.67kPa）～100mmHg（13.3kPa）较合适。治疗时宜从正压相开始，使四肢淤血排除后，再给予负压使之充血。

（6）设置持续时间。打开电源开关，舱内压力从“0”开始缓慢增高。达到设定的正压值后维持一段时间，缓慢下降至负压设定值，保持一段时间后，再缓慢回升，每1周时间为90秒或更长时间。

（7）单侧肢体每次治疗 30～60 分钟，若双侧均需治疗，则每一肢体治疗 45 分钟；若病情较重，患肢可治疗 1.5 小时，另一肢体治疗 30 分钟。

（8）病情极重者，可每日治疗数次，但不宜 1 次连续治疗过长。一般每日 1 次，或每周治疗 5 或 6 次，如病情有所减轻，可减至每周治疗 3 次。20～30 次为一个疗程。病情较轻的患者可结合进行运动疗法治疗。

【注意事项】

一、正压顺序循环疗法

1. 治疗前应检查设备是否完好和患者有无治疗禁忌证。

2. 每次治疗前应检查患肢，若有尚未结痂的溃疡或压疮应加隔离保护后再行治疗，若有新鲜出血伤口应暂缓治疗。

3. 治疗应在患者清醒的状态下进行，患肢应无感觉障碍。

4. 治疗过程中，应注意观察患肢的肤色变化情况，并询问患者的感觉，根据情况及时调整治疗剂量。

5. 治疗前应向患者说明治疗作用，鼓励患者积极配合治疗。

6. 对老年、血管弹性差者，治疗压力应从低值开始，治疗几次后逐渐增加至所需的治疗压力。

二、体外反搏疗法

1. 反搏前嘱患者排尿及排便。

2. 保证室温舒适。

3. 治疗前后应检查记录心率、血压，必要时记录心电图。

4. 下列情况须立即停止反搏：①监控系统工作不正常；②气泵故障或管道漏气，反搏压达不到 0.035MPa；③充排气系统发生故障；④反搏中出现心律失常，心电极脱落，或患者自诉明显不适而不能坚持治疗时。

5. 脉搏曲线的反搏波波幅及时限不符合要求时，应及时查找原因，并及时调整有关影响因素，以保证反搏效果。

三、负压疗法

1. 治疗前应检查患者有无治疗禁忌证和设备是否完好。

2. 每次治疗前应检查患肢，若有尚未结痂的溃疡灶或压疮应加以隔离保护后再治疗。若有新鲜出血、伤口应暂缓治疗。

3. 治疗应在患者清醒的状态下进行，患肢应无感觉障碍。

4. 治疗过程中应注意观察患肢的肤色变化情况，并询问患者的感觉，根据情况及时对治疗剂量进行调整。

5. 治疗前应向患者说明治疗作用，鼓励患者积极参与并配合治疗。

6. 观察患者对负压引起的不适感觉，应根据患者耐受情况，逐渐将压力调到适宜强度。

7. 负压治疗肢体出现淤血是正常反应，淤血在停止治疗两小时后即可恢复，但应防止肢体出血；若有明显出血情况应停止治疗。

8. 首次治疗时压力应从低值开始，酌情逐渐增加，以有轻度肿胀感为宜。
9. 高龄或体弱患者以卧位治疗为宜。
10. 治疗中患者如出现头晕、恶心、心慌、气短、出汗等症状时应立即暂停治疗。

四、正负压疗法

同正压顺序循环疗法。

【思考题】

1. 压力疗法的治疗作用及常用方法。
2. 正压顺序疗法的治疗作用、适应证及注意事项。
3. 体外反搏疗法的适应证。

（张志强）

实训二十二　磁疗法

【目的与要求】

掌握：

1. 静磁场疗法的治疗技术。
2. 动磁场疗法的治疗技术。

熟悉：静磁场疗法、动磁场疗法的适应证。

了解：静磁场疗法、动磁场疗法的注意事项。

【实训组织运行要求】

演示性实训、操作性实训，共2学时，以集中授课形式和学生自主训练的开放模式相结合的教学。

【教具与设备】

磁珠、磁贴、磁护膝、磁腰围、旋转磁疗机、低频交变磁疗机、脉动磁疗机、脉冲电磁疗机。

【实训内容】

1. **静磁法操作技术**　直接贴敷法和间接贴敷法的操作。
2. **动磁法操作技术**　旋转法、电磁法（低频交变磁疗法、脉动磁疗法、脉冲磁疗法）。

【原理、方法和手段】

1. **实训原理**　磁性物质和磁场对生理功能有一定的作用和影响，这种作用和影响叫生物的磁效应。磁场有许多特性，其中之一是对人体的所有含铁体液产生影响，所以能治疗疾病。磁场具有消炎、消肿、止痛、镇静、降血压、抑制良性肿瘤生长、促进创面愈合、软化瘢痕、促进骨折愈合和止泻作用。

2. **实训方法和手段**　演示各种磁疗法的操作技术，以实际操作并结合病例讲述。包括：教师示范、学生分组训练、教师组间巡查并指导讲解、学生示范。

【实训步骤】

一、静磁法

适应证：软组织扭伤、肌纤维织炎、关节炎、肩周炎、颈椎病、软组织感染、臀部注射后硬结、尿路结石、三叉神经痛、颞下颌关节炎、神经性头痛、胆石症、术后痛、婴幼儿腹泻等。

禁忌证：金属异物局部、心脏起搏器局部及邻近部位、对磁疗有明显不良反应和皮肤过敏者。

操作方法：

1. 直接贴敷法

（1）检查患者治疗部位局部皮肤，核对有无磁疗禁忌证。

（2）选取有足够磁感应强度的磁片 1 片至数片。

（3）充分暴露治疗部位，选好痛点等贴磁部位。

（4）将磁片分别置于需要贴敷部位，并固定。不同贴敷方法举例：①并置贴敷：在相邻的两个穴位或痛点上并行贴敷两块磁片，极性配列有同名极与异名极。②对置贴敷：磁片分别贴敷于身体某一部位的前面和后面或内侧和外侧两个相对应的部位，如腕部的内关与外关穴、肘部的曲池与少海穴。

2. 间接贴敷法

（1）检查患者治疗部位局部皮肤，核对有无磁疗禁忌证。

（2）根据患者病情，选取合适的间接贴敷磁，如磁护膝、磁腰围，或自行缝制带有磁片的衣物。

（3）将间接贴敷磁穿戴于治疗部位，并使磁片紧贴于患病部位或痛点；体位变动等使磁片移位时，应及时纠正。

（4）间接贴敷磁一般穿戴 1～2 周，间隔 1～2 天后再次使用。

3. 耳穴贴磁法

（1）检查患者治疗部位局部皮肤，核对有无磁疗禁忌证。

（2）选取若干磁珠或小磁片。

（3）选好耳后穴位，将磁珠（片）贴在耳穴上，并用胶布固定。

（4）异名极对置贴敷时一般贴 2 小时后，松开 5 分钟再贴，以免长时间压迫引起耳郭组织坏死。

二、动磁法

适应证：软组织扭挫伤、肌纤维织炎、筋膜炎、关节炎、肩周炎、跟骨骨刺、骨折愈合迟缓、颈椎病、软组织感染、臀部注射后硬结、尿路结石、神经痛、颞下颌关节炎、神经性头痛、胆石症、术后痛、婴幼儿腹泻等。

禁忌证：金属异物局部、心脏起搏器局部及邻近部位、孕妇下腹部、出血倾向、体质极度虚弱者。

操作方法：

1. 旋转法

（1）检查磁疗机运行是否正常，及患者有无磁疗禁忌证。

（2）患者取坐或卧位，暴露治疗部位。

（3）将机头置于治疗部位，为了使磁片转动后可能有较强磁场作用，其距离应尽量缩短，以不触及皮肤为限。固定好支臂架。

（4）打开电源开关。

（5）徐徐转动电位器旋钮，将电压调至所需强度。

（6）询问患者情况，有无不适。
（7）治疗结束，缓慢调压回零。
（8）关电机和电源开关，移动机头。

2. 电磁法

（1）低频交变磁疗法操作步骤
1）检查磁疗机运行是否正常，及患者有无磁疗禁忌证。
2）取舒适体位，暴露治疗部位。
3）根据治疗部位大小，选用相应磁头。
4）检查机器面板开关旋钮是否在关位。
5）将磁头输出导线插入治疗机的插口。
6）根据治疗需要，将开关旋钮指向“弱”、“中”、“强”档。
7）接通电源，可有震动和温热感觉。
8）询问患者情况，有无不适。
9）治疗结束，开关旋钮置于关位，取下磁头。

（2）脉动磁疗法操作步骤
1）检查磁疗机运行是否正常，及患者有无磁疗禁忌证。
2）卧位，治疗部位置于两磁头之间，使磁力线垂直通过治疗部位。
3）调节上磁头高度，使上磁头降到接近皮肤或接触皮肤。
4）检查机器面板开关旋钮是否在关位，电流表指针在“0”位。
5）打开电源开关，接通电流，指示灯亮。
6）转动电流调节钮，增加电流强度。
7）询问患者情况，有无不适。
8）治疗结束，电流强度调回“0”位，开关旋钮调到关位，升高磁头高度，移开磁头。

（3）脉冲磁疗法操作步骤
1）检查磁疗机运行是否正常，及患者有无磁疗禁忌证。
2）取舒适体位，暴露治疗部位。
3）将机壳后面的地线接在焊片上。
4）将两个磁头上的四根导线接在4个接线柱上，红的接线勾接在红色接线柱上，黑的接线勾接在黑色接线柱上。
5）检查治疗机面板各旋钮是否在规定位置上。
6）磁头置于治疗部位。
7）转动波段开关，指示灯亮，1分钟后，显示管亮，调到所需波段。
8）调节磁场强度旋钮到所需强度、频率，调节时间控制旋钮到所需治疗时间，按下定时按钮，数秒后放开，磁头可产生所需磁场。
9）询问患者情况，有无不适。
10）治疗结束，按治疗相反顺序关闭机器，旋回各钮，取下磁头。

（4）磁振热疗法操作步骤
1）咨询患者有无磁疗禁忌证。
2）无禁忌证可治疗者取舒适体位，暴露治疗部位，放好电磁极（并置或对置）。
3）接通电源，检查磁振热治疗仪运行是否正常。

4）通电后打开仪器电源开关。

5）调节磁场强度到所需强度、频率，调节时间控制按钮到所需治疗时间，然后按下“开始”按钮开始治疗。

6）治疗过程中询问患者情况，有无不适。

7）治疗结束，按治疗相反顺序关闭机器，关闭电源，取下磁极。

（5）脉冲电磁场疗法操作步骤

1）咨询患者有无磁疗禁忌证。

2）无禁忌证嘱治疗者取出身体内带磁性的物体，取仰卧位于治疗床上。

3）接通电源，检查脉冲电磁场治疗仪运行是否正常。

4）通电后打开仪器电源开关。

5）调节电磁场强度到所需强度、频率，调节时间控制按钮到所需治疗时间，然后按下“开始”按钮开始治疗。

6）告知患者治疗过程中无特殊感觉。

7）治疗结束，关闭电源。

【注意事项】

1. 磁片不要相互碰击，不要加热，因为会使磁性分子排列紊乱，磁性互相抵消而使磁性消失。

2. 磁片可用75%乙醇消毒，不可用水煮或火烤，以免退磁。

3. 不同磁场强度的磁片要分类保管，否则磁场强度小的磁片易碎裂。

4. 皮肤溃破、出血的局部不宜直接贴敷，应隔有纱布再贴敷。

5. 磁疗时注意勿使手表、各种磁卡、移动电话等靠近磁片。

6. 磁疗仪器不应在潮湿情况下使用。

7. 治疗前应去除治疗区域内的金属物品，以免被磁化。

8. 永磁片可反复使用多年，在疗程结束后妥善保管使用。

9. 磁疗疗程无严格限制，一般7～30天为一个疗程。

10. 异名极磁片对置贴于组织较薄弱处时，应每1～2小时查看局部有无受压缺血现象，以避免发生局部缺血坏死。

11. 旋转磁疗法时，机头前面有保护罩时，可以将机头直接接触皮肤；如无保护罩时，机头与皮肤应有一定的距离，以免磁片转动时擦伤皮肤。

12. 磁振热疗注意避免温度过高。

13. 除低频交变磁疗法和磁振热外，其余磁疗法在治疗过程中无特殊感觉。

14. 脉冲电磁场治疗时患者无感觉，另外，该方法防治骨质疏松每次治疗时间和疗程均较长。

【思考题】

1. 磁疗操作的注意事项有哪些？

2. 各种磁疗操作方法有何不同？

（罗庆禄）

实训二十三　水疗法

【目的与要求】

掌握：

1. 水疗法的临床分类及治疗作用。

2. 水中运动疗法的治疗技术、适应证及禁忌证（水中平衡训练、水中协调性训练、步行浴疗等）与注意事项。

3. 漩涡浴疗法的治疗技术、临床适应证、禁忌证及注意事项。

熟悉：

1. 水疗设备及设施的要求。

2. 蝶形槽浴疗法的操作技术与注意事项。

3. 浸浴疗法的分类及临床治疗技术、注意事项、适应证及禁忌证。

了解：擦浴及湿布包裹等其他水疗技术的临床技术、注意事项、适应证及禁忌证。

【实训组织运行要求】

演示性实训、操作性实训，共 2 学时，以集中授课形式和学生自主训练的开放模式相结合的教学。

【教具及设备】

更衣室、淋浴操纵台、淋浴室、盆浴室、湿布包裹疗法室、水中运动室、水疗休息室。治疗浴池辅助设备如电动悬吊装置、治疗床或椅、步行训练用双杠、漂浮物、水过滤与消毒装置，蝶形槽浴池、涡流浴池、气泡浴池、步行浴池、血压计及其他必要的抢救设备。

【实训内容】

常用水疗法（漩涡浴疗法、水中运动疗法、浸浴疗法、蝶形槽浴疗法等）技术操作。

【原理、方法和手段】

1. 实训原理　利用不同温度、压力、成分的水，用作瘫痪、炎症或肌肉萎缩等患者的训练介质，以不同形式作用于人体，达到预防和治疗疾病、提高康复效果的方法。

2. 实训方法和手段　演示各种常用水疗法（漩涡浴疗法、水中运动疗法、浸浴疗法、蝶形槽浴疗法）的操作技术，以实际操作并结合病例讲述。包括：教师示范、学生分组训练、教师组间巡查并指导讲解、学生示范。

【实训步骤】

一、水中运动疗法

适应证：骨折后遗症、骨关节炎、强直性脊柱炎、类风湿关节炎、不完全性脊髓损伤、肌营养不良、中枢神经系统损伤后肢体瘫痪、肩手综合征等。

禁忌证：严重心肺功能不全、严重动脉硬化、恶性肿瘤、恶病质、妊娠、月经、大小便失禁等。

操作方法：

1. 检查浴槽及升降装置能否正常工作，浴槽是否经过消毒。

2. 检查患者是否有水中运动疗法的禁忌证。

3. 根据患者的病情及治疗部位在浴槽内注入相应容量浴水，水温为 32 ~ 38℃。也可根据治疗需要，在浴水中加入抗感染药物等溶剂。

4. 患者脱衣鞋，进入浴槽；行动不便的患者躺在担架上，由升降装置将患者升起并送入浴槽内。

（1）利用器械辅助训练：治疗师站在患者的患侧，以保护患者安全。患者利用橡皮手掌或脚掌增加水的阻力；利用水中肋木训练肩和肘关节功能；利用双杠在水中进行训练，以练习站立、平衡和行走；利用水球训练臂的推力。

（2）水中步行训练：治疗师站在患者的患侧，以保护患者安全。让患者进入水中，站立在步行双杠内，水深一般不超过乳头水平，双手抓住双杠。应用浮力作用，可减轻下肢对身体的承受重量。让患者在水内扶双杠移动下肢，活动量以患者感觉不累为原则，并注意保护，不得有松懈；在水中出现不适时，应尽快停止训练。水中步行时间不宜过长，应循序渐进。

（3）水中平衡训练：治疗师站在患者的患侧，以保护患者安全。让患者站在步行双杠内，水深以患者能站稳为准；操作人员从不同方向，向患者推水作浪或用水流冲击。使患者平衡受干扰；让患者对抗水浪及水流的冲击，保持身体平衡。注意保护患者，不要发生意外。

5. 治疗结束后，按动出水控制键，升降机将患者徐徐升起出水。把患者身体擦干，穿好衣服，排空槽水。

二、漩涡浴

适应证：关节炎、肌炎、神经痛、中枢神经损伤后肢体瘫痪、截肢后残肢痛、糖尿病足、雷诺病等。

禁忌证：精神意识紊乱或失定向力、恐水症、皮肤传染性疾病、癫痫发作、严重心肾功能不全、活动性肺结核、身体极度衰弱及各种出血倾向，血压过低或过高时慎用。

操作方法：

1. 根据患者治疗部位，选择合适的漩涡浴装置，并进行检查。

2. 浴槽内注入 2/3 容量浴水，水温 37 ~ 42℃之间，选定好治疗时间。

3. 上肢治疗的患者脱去上衣，下肢治疗脱去裤子、鞋，采取舒适体位，将肢体充分浸入水中。

4. 启动涡流及充气装置，转动喷水嘴调节喷水方向和强度，使水流喷射在患部；治疗过程中保持恒温，水流强度要适中；每次治疗时间为 5～20 分钟，治疗感染性伤口时，可在水中加入相应的药物溶剂。

5. 治疗结束后，先关闭涡流及充气装置，患者再出浴，擦干身体，穿衣、鞋。治疗后休息片刻，无不适感方离开治疗室内。

6. 清洁、消毒漩涡浴装置。

【注意事项】

1. 水疗室应光线充足、通风良好、无烟尘、地面防滑，浴水的供应和温度应有保障。

2. 水源清洁，无污染。浴器尤其是烧伤患者所用过的浴水及浴衣、浴巾等用品使用后应及时消毒。定时对浴水、浴器及各种用品作细菌学检查。

3. 烧伤及其他感染性伤口患者治疗时，应将患者安排在最后治疗，治疗后及时消毒水浴设备。

4. 水疗不宜在饥饿或饱餐后 1 小时内进行。水疗前患者应排空大小便。

5. 治疗师应在患者每次水疗前了解患者当天健康状况，在患者水疗过程中应注意对患者尤其是体弱、活动不便、年老、年幼患者进行保护，防止摔倒或淹溺。水疗室应有救护人员和必要的救护设备。

6. 进行水流喷射时，严禁喷射头面部、心前区、脊柱和生殖器部位。

7. 漩涡浴疗时，注意水的温度选择。治疗亚急性及慢性关节炎时，水温可高些，维持 40℃左右；治疗开放性损伤，水温则应低些，维持 37℃左右。

8. 患者水疗结束后应注意保暖穿衣，休息 20～30 分钟，适当喝水。如患者水疗后感觉精神爽朗轻快、皮肤微红热，为良性反应，如患者感觉精神不振、烦躁、发抖、头晕、心悸、无力、皮肤苍白呈鸡皮样，为不良反应，应立即平卧休息，测量生命体征，注意观察，无不适方能离开。

【思考题】

1. 颈部脊髓损伤的患者可以进行水疗吗？为什么？

2. 水中运动疗法的种类有哪些？

（何晓阔）

实训二十四　冷疗法与冷冻疗法

【目的与要求】

掌握：冷疗法操作方法适应证及禁忌证等。

熟悉：冷冻疗法操作方法、适应证及禁忌证等。

【实训组织运行要求】

演示性实训、操作性实训，共2学时，以集中授课形式和学生自主训练的开放模式相结合。

【教具与设备】

1. 冷疗法　浴桶、浴盆、毛巾、水袋、冰水、冰块、冰敷袋等，以及进行冷治疗所需要的冷疗仪器和冷疗制剂。

2. 冷冻疗法　冷疗机、冷气雾喷射器、液态氮装置。

【实训内容】

1. 冷疗法。
2. 冷冻疗法。

【原理、方法和手段】

1. 实训原理　冷疗法治疗时间及治疗方法的不同，对机体产生的生物作用亦不同。冷疗法的生物作用主要分为瞬间的冷作用与持续的冷作用：瞬间的寒冷刺激，可以使组织的兴奋性增高；而在持续、长时间的低温作用下，组织的兴奋性降低。冷冻速度 <100℃/min，称为缓慢冷冻，仅使细胞外水分形成冰晶，对细胞功能的破坏性较弱；冷冻速度>100℃/min，称为快速冷冻，可在细胞内外同时形成冰晶，对细胞功能的破坏性强。停止冷冻后复温越慢，对组织破坏作用越强，一般采用快速复温（>100℃/min）与自然复温两种方法。

2. 实训方法和手段　演示超冷疗法和冷冻疗法的操作技术，结合病例进行实际操作并讲解。具体方法包括：教师示范、学生分组训练、教师组间巡查指导讲解、学生示范。

【实训步骤】

一、冷疗法

适应证：

1. **疼痛和痉挛性疾病** 如落枕、急性腰扭伤、肩痛、颈椎病、残肢痛、瘢痕痛、偏头痛等，偏瘫或截瘫后肌肉痉挛。

2. **软组织损伤** 用于运动损伤早期血肿、水肿的急救处理和止痛，如韧带、肌肉、关节的扭挫伤、撕裂伤，纤维织炎、肌腱炎、滑囊炎等。

3. **内脏出血** 肺出血、食管出血、胃十二指肠出血等，用体腔循环冷敷法对出血部位进行局部冷疗，可以有效地控制出血；脑卒中的患者在急性期对头部进行冷敷，也可以减少颅脑损伤。

4. **烧伤烫伤的急救治疗** 适用于面积在 20% 以下、Ⅰ～Ⅲ度热烧伤，四肢部位的烧伤、烫伤应用冷疗治疗效果更好，可在损伤早期冰水浸泡损伤部位，直至疼痛消失。

5. **早期蛇咬伤的辅助治疗。**

6. **其他** 如高热、中暑的物理降温；扁桃体术后喉部出血水肿；类风湿关节炎，重型颅脑损伤的亚低温治疗，对由冷引起的支气管哮喘、寒冷性荨麻疹等用冷疗行脱敏治疗。

禁忌证：

1. **内科疾病** 高血压病，心、肺、肾功能不全。

2. **过敏** 冷变态反应者，对冷过度敏感者，致冷血红蛋白尿患者。

3. **局部感觉及血液循环障碍** 血栓闭塞性脉管炎，雷诺病，皮肤感觉障碍，断肢再植术后等。

4. **其他** 言语、认知功能障碍者慎用。

操作方法：

1. **冷敷法**

（1）冰敷袋法：①普通冰袋法：在水袋中灌入冰水混合液体，敷于患部，治疗时间根据病情而定，一般同一部位 15～20 分钟，最长不超过 24～48 小时，如持续高热的冰敷降温；②化学冰袋法：化学冰袋又称保健冰袋（采用高分子材料研制而成，有高效蓄冷，降温在 −3℃低温下，仍保持良好的弹性），将化学冰袋放入冰箱冷冻室，冷冻几小时即可使用或备用，取出经过冷冻后化学冰袋置放身体需要部位，2 个化学冰袋可交换冷冻使用，如化学冰袋太凉，可加绒布套包裹。

（2）冷湿敷布法：将毛巾放入混有冰块的冷水中完全浸透，然后拧去多余水分，再将毛巾敷于患处，每 2～3 分钟更换一次毛巾，全部治疗时间为 20～30 分钟。

（3）冰贴法：又分为间接冰贴、直接冰贴、冰块按摩三种方法。①间接冰贴法是将冰块隔着衬垫（如毛巾）放在治疗部位，可避免冰冻的骤然刺激，使皮温缓慢下降，治疗时间一般为 20～30 分钟；②直接冰贴法是将冰块直接放在治疗部位，这种治疗方法刺激强烈，因此每次治疗的时间短，一般为 5～10 分钟；③冰块按摩法是用冰块在治疗部位来回摩擦移动，治疗时间可比直接冰贴法稍长，一般为 5～15 分钟。进行以上治疗时要注意观察患者皮肤，不能引起皮肤的凝冻。

（4）循环冷敷法：是用循环冷却装置进行治疗，可分为体外法和体腔法两种。①体外法是用金属或塑料小管制成盘或鼓状置于体表，冷水或冷却剂在管内循环而达到制冷的目的；②体内法是用大小合适的管子连接一球囊，置于体腔内，再从管子中通以冷水而达到冷却治疗的目的，如胃肠道的局部冷疗。

2. 浸泡法

（1）局部冷水浴：将所需治疗的病变部位直接浸泡于冰水（0 ~ 5℃）中，刚开始治疗时患者可有痛感，首次浸入时间为 2 ~ 3 秒，然后将患者肢体从水中取出擦干，进行主动或被动活动，等体温恢复后再浸入冰水中，浸入时间逐渐增加至 20 ~ 30 秒，反复进行，总的治疗时间一般为 4 ~ 5 分钟。局部冷水浴能减轻疼痛，缓解痉挛，恢复肢体的运动能力，主要适用于指、手、肘、足等关节病变和偏瘫患者上下肢肌肉痉挛等治疗；治疗蛇咬伤、虫咬伤，治疗时间需延长至 12 ~ 36 小时；治疗热烧伤需 1 ~ 5 小时。

（2）全身冷水浴：患者在冷水中短暂浸泡，水的温度根据病情而定（表 24-1），浸泡时间以患者出现冷反应（如寒战等）为准。注意浸泡时间要逐渐增加，首次一般浸泡 1 分钟左右，以后逐渐增加浸泡时间（3 ~ 10 分钟）。全身冷水浴主要适用于全身性肌痉挛的患者，浴后可以缓解痉挛，有利于进行主动运动和被动活动；还可用于无力性便秘、肥胖症或强壮疗法。

表 24-1 常用冷水浴温度范围

温度感觉	温度范围（℃）
凉	19.0 ~ 27.0
冷	13.0 ~ 18.0
寒冷	0.0 ~ 12.0

3. 喷射法 是利用喷射装置将冷冻剂或冷空气直接喷射于病变部位，使局部组织温度降低的一种治疗方法，常用于四肢关节、烧伤创面等表面凹凸不平和范围较大的病变部位。喷射时间因病情不同而异，最短的治疗 20 ~ 30 秒，最长可以持续 15 分钟；但较常用的是间隔喷射法，如使用氯乙烷喷射治疗，间距 20 ~ 30cm，每次喷射 3 ~ 5 秒，间隔 30 秒 ~ 1 分钟，一般一次治疗反复喷射 3 ~ 10 次，在治疗时要注意皮肤反应。

4. 灌注法和饮服法 灌注法是用冷水灌入体腔内，如冰水灌肠、冰水冲洗阴道；饮服法是饮用冰水。

【注意事项】

1. 在治疗前需对患者说明治疗的正常感觉和可能出现的不良反应。
2. 在采用冷治疗时，应防止过冷引起冻伤。
3. 在进行治疗时要注意非治疗部位的保暖，防止患者受凉感冒。
4. 喷射法禁用于头面部，以免造成眼、鼻、呼吸道的损伤。
5. 冷过敏反应及相应处理办法

（1）一般情况下患者出现全身反应比较少，有少数患者会出现头晕、恶心、面色苍白、出汗、血压下降甚至休克等情况，这种现象称为冷过敏反应。患者一旦出现冷过敏反应，需立即停止冷疗，予以平卧休息，并在身体其他部位加以温热治疗，喝热饮料；对疑有冷过敏的患者，治疗前应先进行过敏试验。

（2）冷治疗有时会引起局部疼痛，一般不需特别处理；但是对反应强烈、甚至由于疼痛而致休克的患者，需立即停止冷疗，予以卧床休息及全身复温。另外，在患者治疗前一定要对患者说明治疗的方法，以尽量解除患者的疑惑和紧张情绪。

（3）冷疗的温度过低或者治疗时间过长时，局部组织可能出现水疱、渗出和水肿，甚至导致皮肤、皮下组织坏死。对轻度冻伤处，需要注意预防感染；对严重冻伤的部位，应该严格进行无菌穿刺抽液，并进行无菌换药。

二、冷冻疗法

操作方法：

1. **点冻法** 是用棉棒或棉球蘸少许液氮直接点在病灶上进行冷冻，持续一定时间（数秒到数分），然后棉签从病变部位移开，待皮肤自然恢复后，同上操作反复进行，直到病变部位发白变硬。此法对深部组织破坏力较差，只适用于治疗面部雀斑、疣、痣等表浅而局限的病变。

2. **接触冷冻法** 是指把冷冻头直接接触病变部位进行冷冻的一种治疗方法，在外科最为常用，适用于范围较小的病变。接触冷冻法又分为冷头、热头接触法 2 种：冷头接触法是指先降温，后接触病灶；热头接触法是先接触病灶，后启动机器降温冷冻病灶。

3. **喷射冷冻法** 是将制冷物质经特制的喷雾头，直接喷射至病变部位进行冷冻的一种治疗方法，适用于高低不平和范围较大的病变部位。如氯乙烷喷射法，多采用间歇喷射，1 次喷射 3～5 秒后停止 30 秒，可反复进行多次。喷射时注意保护好病变周围的正常组织以免造成损伤，一般用多层凡士林纱布覆盖周围正常组织。

4. **倾注冷冻法** 是将液态制冷剂直接倾注于病变部位进行冷冻的一种治疗方法，适应于范围大、局部不规则、侵入程度深的恶性病变。治疗时，先用凡士林纱布或泡沫塑料保护病变周围的正常组织，在病变处覆盖消毒棉球，再将液态制冷剂倾注到棉球处，持续 2～3 分钟。

5. **刺入冷冻法** 是将针状或棒状的冷冻头插入深部病变组织或瘘管内进行冷冻的一种治疗方法。主要用于破坏深部组织病变，可配合麻醉；对于较大病灶，可少量多次的进行治疗。

6. **冻 - 切 - 冻** 此方法是冷冻和手术切除并用的治疗方法，即先用适当的冷冻方法使病变冻结，再用手术刀或电刀或激光等切除病变，或边切边冻，最后在病变的基底部再次冷冻，以减少出血，防止癌细胞扩散，适用于治疗突起或较厚的病变。

7. **浸入法** 将病变直接浸入液氮中，2～3 分钟取出。此法只限于指端或足跟等处，尤其是对表面凸凹不平或菜花样巨大恶性肿瘤。

适应证：

由于冷冻治疗后，伤口修复合乎生理要求，瘢痕形成较浅、范围小，不会引起组织缺损、组织变形和功能障碍等后遗症，所以冷冻疗法在临床上的应用非常广泛。

1. **皮肤疾病** 恶性肿瘤有：鳞状上皮癌、基底细胞癌、皮肤附件癌、恶性黑色素瘤等皮肤癌；良性皮肤疾病有：色素痣、雀斑、寻常疣、扁平疣、胼胝、单纯性血管瘤、良性表浅肿瘤、鸡眼、银屑病等。

2. **妇科疾病** 子宫原位癌、宫颈癌等肿瘤；慢性宫颈炎、宫颈糜烂、宫颈息肉、宫颈间 1 ~ 2 级尖锐湿疣、宫颈黏膜白斑、纳氏腺囊肿、棘皮症、外阴白斑、外阴血管瘤及外阴神经性皮炎等。

3. 五官疾病 睑板腺癌、白内障、视网膜脱离、青光眼、睑缘疣、耳郭软骨膜炎、过敏性鼻炎、鼻出血、鼻咽癌、鼻前庭和咽部乳头状瘤、慢性咽炎、喉部血管瘤；牙龈癌、舌癌、口腔白斑、口腔黏膜囊肿、舌下囊肿及舌血管瘤、舌癌、牙龈癌等。

4. 外科疾病 冷冻止血、颅脑肿瘤、肺癌、肝癌、直肠癌、软骨肉瘤、巨细胞瘤、阴茎癌、前列腺增生、内外痔、肛门湿疹、肛门溃疡、肛门脓肿、直肠息肉、肛裂、腋臭、尿道肉阜、尿道口囊肿等。

禁忌证：

同冷疗法禁忌证。

【注意事项】

1. 在治疗前应对患者说明治疗的正常反应和可能出现的不良反应，患者在治疗中不得随意变换体位和触摸冷冻机器。

2. 在采用冷冻治疗时，注意保护非治疗部位，避免制冷剂外漏，溅洒在正常组织和衣物上。

3. 喷射法禁用于头面部，以免造成眼、鼻、呼吸道的损伤，眼部治疗时，注意防止制冷剂损伤角膜。

4. 加压冷冻治疗时，皮下脂肪较少的部位不宜加压过重，并应避开主要神经分布区，以免损伤神经。

5. 冷冻治疗后 3 ~ 5 天保持创面清洁、干燥，结痂后禁用手揭，让其自然脱落。

【思考题】

不同治疗时间及治疗方法的冷疗，对机体产生的生物作用亦不同，试分析不同持续时间的冷疗对人体的生物学作用有何不同？

（邢艳丽）

实训二十五　生物反馈疗法

【目的与要求】

掌握：

1. 生物反馈疗法的作用机制。
2. 肌电生物反馈疗法的操作技术和注意事项。

熟悉：肌电生物反馈技巧性训练。

了解：生物反馈疗法的适应证和禁忌证。

【实训组织运行要求】

演示性实训、操作性实训，共 2 学时，以集中授课形式和学生自主训练的开放模式相结合的教学。

【教具与设备】

生物反馈治疗仪及不同形状的表面电极。

【实训内容】

1. **放松性肌电生物反馈疗法操作技术**　额肌肌电生物反馈放松疗法操作。
2. **增强性（再训练性）及肌电生物反馈疗法操作技术**　上肢和下肢常见部位治疗操作。
3. **技巧训练方法体验。**

【原理、方法和手段】

1. **实训原理**　肌电生物反馈用的反馈信息是肌电信号。其原理是将所采得的肌电信号，经过放大、滤波、双向整流、积分，用积分电压驱动声、光、电、数码等显示器件。由于积分电压与肌紧张成正比关系，我们借此能直接观察到肌紧张或松弛水平。因为骨骼肌是受随意神经控制的，所以肌电自身调节比较容易学会，治疗方法也较容易被患者接受，而且疗效可靠，是目前临床应用范围最广、最成功的一种反馈疗法。

2. **实训方法和手段**　演示各种形式肌电生物反馈疗法的操作技术，以实际操作并结合病例讲述。包括：教师示范、学生分组训练、患者治疗示范等，并指导讲解。

【实训步骤】

适应证：

1. **健康人**　对健康人训练能增强体质、陶冶性情从而达到防病强身的目的；对运动员、飞行员、海员、演员等训练可稳定情绪，提高自控能力，以适应专业需要。

2. 临床医学方面 对患者则能通过神经系统的功能，有利于疾病的恢复。尤其是对心身疾病、自主神经功能紊乱所致疾病的疗效更好。如原发性高血压、心律失常、消化性溃疡、支气管哮喘、偏头痛、紧张性头痛、癫痫、更年期综合征、产科分娩的应用、肩周炎、腰背痛、脑损伤后遗症、卒中后遗症、焦虑症、抑郁症、面神经瘫痪、周围神经损伤、痉挛性斜颈、书写痉挛、类风湿关节炎、糖尿病、多动症、注意缺陷等。

3. 康复医学方面 在康复医学中，主要用于上运动神经元的损害：如脑血管意外、脊髓不全性损伤、脑性瘫痪；下运动神经元的损害：主要是周围神经损伤和中毒引起的神经疾患；癔症性瘫痪；原因不明的肌肉痉挛，如冻结肩、急性腰背痛、痉挛性斜颈、肌腱移植固定术、假肢活动的功能训练等。

禁忌证：

1. 不愿接受训练者，变态人格不能合作者。
2. 5 岁以下儿童，智力缺陷者，精神分裂急性期。
3. 严重心脏病患者，心梗前期或发作期间，复杂的心律失常者。
4. 青光眼或治疗中出现眼压升高者。
5. 训练中出现血压升高、头痛、头晕、恶心、呕吐、失眠、妄想或具有精神症状时也应停止治疗。
6. 感觉性失语的患者。

操作方法：

（一）一般性训练

1. 训练体位 在训练时，要解脱束缚身体的物品，如胸罩、领扣、腰带和鞋带等，通常取仰卧位，两臂平放身体两侧，枕头高度要根据个人习惯确定。若取半卧位，头部一定要有所依托，以便身体放松。取坐位要注意椅子有足够宽度，以免影响臀部的放松，两手平放于大腿上，两足平放落地。对体弱者，也可让患者坐在沙发上，两臂分放于沙发扶手。无论取何种训练体位，都要力求自然、放松、舒适，训练中若有不适，应随时调整。

2. 皮肤清洁 无论进行何种生物反馈，皮肤清洁都十分重要。一般皮肤先用肥皂水清洗，再用 75% 乙醇脱脂。对角质层较厚的皮肤，还要用细砂纸轻轻擦摩，以保证良好的导电性。

3. 电极放置 一般认为额肌的紧张和松弛可代表全身肌肉紧张与放松的程度。因此，大多把电极放置在额肌上。先用 75% 乙醇局部脱脂及清洁皮肤，然后将两个记录电极放在眉上 1cm 处，地极置于两记录电极中间，要注意在电极接触面涂上导电膏，再用直径 3.5cm 的双面胶环境电极紧密固定好。每个患者在训练前均要测定额肌电数值，以便制定目标及对照。

4. 放松性肌电生物反馈训练步骤 患者取平卧位，选择前额、颞肌、前臂内侧粘贴记录电极，参考电极置于手腕，灵敏度 1020μV，告诉患者观察肌电显示屏上的肌紧张电位，倾听扩音器中传出的肌电声音并理解其意义，训练患者收缩与放松肌肉，降低其肌电值和声响至肌电位呈一直线、肌电声音消失，一般持续 30 分钟 / 次，5 次为一个疗程，同时要求患者在家按此方法进行放松训练早晚各 1 次，治疗 1 个月左右。

5. 增强性肌电生物反馈训练步骤

（1）示范一：主电极负极放置于腕指伸肌肌群的近端部位，正极贴于前臂背侧距腕横纹 3cm 处，辅助电极贴于两电极之间或附近，以不影响治疗为宜。选择的治疗参数为：频率 50Hz，波宽 200μs，上升时间 3 秒，下降时间 1 秒，刺激持续时间 6 秒，刺激时间 10 秒，电流从输出强度为 10 ~ 26mA。训练过程分为 3 个阶段：

第 1 阶段（努力阶段）：嘱患者集中注意力看屏幕上的肌电信号（红色曲线），根据指导语努力收缩特定的肌肉，并努力使信号升高，直至达到或超过触发值。触发值一般要根据患者具体情况采用自动或手动方式调整，一般采用患者 3 次最大收缩平均值的 70% ~ 80%，鼓励患者尽量使每次肌电信号峰值均能有所提高。

第 2 阶段（刺激阶段）：当肌电信号达到触发值后治疗仪会给予患者 1 次奖励，即被动型电刺激，使被训练肌肉在电刺激辅助下，引起 1 次收缩，并产生关节活动。此时让患者认真体会肌肉收缩的感觉。

第 3 阶段（休息阶段）：让患者尽快充分放松，使肌电信号值越低越好。对肌张力较高的患者，首先指导其学会放松尤为重要。

重复上述 3 个阶段，使患者逐渐会随意地支配肌肉的收缩与放松。每日训练后嘱咐患者进行家庭或病房中自主练习，适当给患者布置家庭作业，让患者在生活中尽可能多使用患肢，体会训练中学习到的感受，巩固训练效果。

（2）示范二：患者取卧位，上肢电极置于手背腕横纹上 5cm，负极置于前臂背外侧上 1/3 处；下肢正极置于外踝以上 7cm 处，负极置于小腿外侧上 1/3 处；接地电极置于正负极之间，刺激波形为方波，波宽 200μs，刺激频率 30 ~ 50Hz，强度 0 ~ 60mA（刺激频率和强度随患者耐受情况并能引出肌肉和关节收缩），刺激持续时间 5 秒，间歇时间 15 秒，治疗过程中结合心理疏导，通过启发、意念，想象患者近全力活动自己患肢，做相应肌肉的主动收缩运动，仪器可检测到并在屏幕上显示肌肉的收缩的电信号，自动调节阈值，然后输出 1 次电刺激帮助患者达到 1 次有效的收缩。治疗时间上下肢各 30 分钟，每日 1 次。

（二）技巧性训练

为了提高生物反馈治疗效果，缩短疗程，需要掌握一些训练技巧。

1. 施加强化刺激 强化刺激是指在生物反馈仪上，出现靶反应时向患者提供的反馈信号。欲取得生物反馈疗效，就必须不断反复施加强化刺激，强化患者对反馈信息的认识和记忆，这是一个非常重要的环节。

2. 体会肌感 所谓肌感，就是让患者仔细体会肌紧张和放松的感觉，可以采取渐进放松法培养患者肌感。具体做法是：让患者根据指导语和靶反应，注意听觉和视觉信号，依次进行四肢部位肌肉紧张和放松训练，即右手→右上肢→左手→左上肢→右足→右小腿→右大腿→左足→左小腿→左大腿。使患者全神贯注，认真体会肌紧张、放松感觉及身体内部的感觉，边训练边用口描述两种感觉的不同。并凭借这些感觉对肌紧张的肌肉进行有效的放松调节。

3. 全神贯注 不论是肌肉放松训练，还是皮温、皮电和脑电反馈训练，均需要进行主动性“全神贯注”训练。其表现为注意力开放，头脑一片空白，没有思维活动，有如临睡前瞬间的心理状态：意识非随意、朦胧、漂浮和自由流动。反馈信号向放松方向发展。这种“全神贯注”是放松训练的核心，是在一种自然状态下，全靠自己领悟、体会和掌握，有“只可意会，不可言传”之说。

4. 技能转换 生物反馈训练技能转换一般包括两个内容：其一，有意识把反馈和无反馈信号训练交替进行，即在有反馈信号训练时，中断 5 分钟反馈信号，使患者体会放松时感觉，目的在于除去反馈信号时，仍能保持像有反馈信号时那样感觉，以利延续放松效果；其二，就是生物反馈训练中进行体位交换，即由卧位逐渐变为坐位、直立位，这也是一种技能转换。技能转换有助于使患者精神集中，提高训练效果。

5. **认知放松** 人们感知、思维和情绪对肌紧张都有重要影响。如焦虑、压抑、生气、悲伤、恐惧等，即使是一闪念，都会引起肌电活动的变化。应当让患者知道，让患者学会控制情绪，调节心理状态，从而达到认知放松。

6. **塑造技术** 塑造技术就是医生利用一定的方法，逐渐扩大生物反馈训练效果。其具体做法就是，当患者通过训练达到一定程度放松，反馈信号维持在一定水平上，如再次提高放松训练效果，可将仪器灵敏度降低，减小反馈信号放大倍数，使放松提高到一个新水平。就这样，由易到难，由浅到深，一步一步提高放松难度，增强患者训练效果。

【注意事项】

1. 治疗室保持安静、舒适，光线稍暗。将外界的干扰降到最低。

2. 训练应在餐后半小时进行，排空二便，安静休息 15 ~ 20 分钟，力求排除杂念和各种干扰。

3. 治疗前向患者解释该疗法的原理、方法以及要求达到的目的，解除疑虑，求得患者合作。

4. 治疗前要找好最合适的测试记录类别和电极放置部位。治疗后在皮肤上作好记号，以便提高以后治疗的效果。

5. 治疗训练时要让患者注意力集中，密切配合治疗师的指导和仪器显示。

6. 治疗训练时治疗师用指导语引导，其速度、声调、音调要适宜，也可采用播放录音带的方式进行，待患者熟悉指导语后，可让患者默诵指导语。

7. 治疗过程中，要有医务人员陪伴，及时给患者以指导和鼓励，树立患者对治疗的信心，并可同时施行心理治疗。训练中注意不能使患者有疲劳和疼痛的感觉。

8. 根据患者情况，可每日进行生物反馈训练 1 次。每次 5 ~ 30 分钟不等，一般 10 ~ 20 次为 1 疗程。有些疾病常需连续训练数周乃至数月。也有的可每天训练数次。

【思考题】

1. 肌电生物反馈疗法操作的注意事项有哪些？
2. 各种肌电生物反馈疗法操作方法有何不同？
3. 技巧性训练方法有哪些？

（李红玲）

实训二十六　冲击波疗法

【目的与要求】

掌握：冲击波疗法的适应证、相对禁忌证。

熟悉：冲击波疗法的生物学作用。

了解：冲击波的物理学基础。

【实训组织运行要求】

演示性实训、操作性实训，共 1 学时，以集中授课形式和学生自主训练的开放模式相结合的教学。

【教具及设备】

体外冲击波治疗机、耦合剂。

【实训内容】

常见病冲击波治疗操作。

【原理、方法和手段】

1. 实训原理　冲击波是利用能量转换和传递原理，造成不同密度组织之间产生能量梯度差及扭拉力，并形成空化效应，产生生物学效应。冲击波分为机械波和电磁波，作用于局部组织而达到治疗效应。

2. 实训方法和手段　演示冲击波疗法的操作技术，以实际操作并结合病例讲述。包括：教师示范、学生分组训练、教师组间巡查并指导讲解、学生示范。

【实训步骤】

适应证：足底筋膜炎、网球肘、高尔夫球肘、髌腱炎、跟腱炎，肩关节钙化性肌腱炎、肩峰下滑囊炎、骨折不愈合、股骨头坏死、颈肩部慢性疼痛等由于肌腱韧带筋膜引起的慢性疼痛等。

相对禁忌证：局部感染及皮肤破溃，肌腱及筋膜急性损伤，冲击波焦点位于脑、脊髓、肺组织，大血管及神经干走行者，认知障碍等。

操作方法：

（1）接通电源，打开主机开关。

（2）让患者取舒适体位触诊患者疼痛部位及深度。

（3）用记号笔标记疼痛区域范围。

（4）在冲击波探头及作用部位体表涂抹耦合剂。

（5）按治疗要求调节治疗频率、强度及冲击波治疗次数，打开开关进行治疗，治疗中可在治疗区域内缓慢移动探头，并根据疼痛部位改变探头与治疗部位角度。

（6）冲击波治疗次数结束，关闭开关，移开探头，擦净耦合剂，关闭主机开关。

【注意事项】

1. 治疗前应向患者说明治疗作用及治疗时的正确感受，解除顾虑，鼓励患者积极参与配合治疗。
2. 患者应在舒适的体位下接受治疗。
3. 治疗应在患者清醒的状态下进行，患肢应无感觉障碍。
4. 治疗过程中应注意并询问患者的感觉，根据情况及时对治疗剂量进行调整。
5. 对破损创口处进行治疗时应贴无菌的保鲜膜进行隔离。
6. 治疗过程中出现不适，立即停止治疗。

【思考题】

1. 冲击波治疗操作的注意事项。
2. 冲击波疗法的生物学效应。

（张志强）

实训二十七　非侵入性脑部刺激技术

【目的与要求】

掌握： 掌握经颅磁刺激、经颅直流电刺激的适应证和禁忌证。

熟悉：

1. 经颅磁刺激和经颅直流电刺激的治疗原理及作用。
2. 非侵入性脑部刺激技术的解剖定位。

【实训组织运行要求】

演示性实训、操作性实训，共 2 学时，以集中授课形式和学生自主训练的开放模式相结合的教学。

【教具与设备】

经颅磁刺激器、经颅直流电治疗仪。

【实训内容】

1. **经颅磁刺激治疗**　经颅磁刺激评价及治疗的操作过程。
2. **经颅直流电治疗**　经颅直流电刺激治疗的操作过程。

【原理、方法和手段】

1. **实训原理**　非侵入性脑部刺激技术是利用磁场或者电场作用于大脑的特定部位，从而起到调节大脑皮层神经元活动的技术。临床上，常见的非侵入性脑部刺激技术主要包括经颅磁刺激和经颅直流电刺激两种方法。

2. **实训方法和手段**　演示并实际操作经颅磁刺激治疗和经颅直流电治疗，结合病例讲述。包括：教师示范操作、学生分组练习、教师组间巡查并指导讲解及示范。

【实训步骤】

一、经颅磁刺激治疗（TMS）

适应证： 神经系统病症，精神病症，镇痛，偏头痛、便秘、尿失禁、失眠、耳鸣、孤独症的患者也可以接受 TMS 的治疗。

禁忌证： 头颅内置有金属异物患者禁止使用。植入心脏起搏器者、有耳蜗植入物者，有颅内压增高者等禁止使用。高频强刺激有引发惊厥的风险，对于有癫痫病史、癫痫家族史的患者禁止使用高频强刺激。

操作方法：

1. 把线圈与磁刺激器相连接，要保证在连上线圈之后才能打开治疗仪。

2. 打开磁刺激器，在测试或治疗选择项目下，选择其中治疗的磁刺激项目。

3. 确定刺激强度及刺激部位。

4. 检查患者是否带有危险物品。

5. 经颅磁刺激治疗仪接受者取坐姿，背对仪器，线圈放在预先确定的头部治疗部位上。

6. 在刺激器上选定刺激频率。

7. 按下“运行”按钮。如果准备灯亮，当激发器触发刺激时，就会产生1次刺激。如果激发器处于重复的模式，磁刺激器就会在特定频率触发。

8. 当线圈使用结束后，应放到吊架上，不要随便放置，特别不能放置在任何金属表面，金属可将线圈弹出或损坏。

9. 磁刺激器在不使用时应及时关机。

10. 开机时不要离开人。

二、经颅直流电刺激治疗（tDCS）

适应证：

1. **神经系统病症** 脑卒中、脊髓损伤、帕金森病、癫痫、肌张力异常及抽动障碍及其他，如运动功能障碍、认知功能障碍、吞咽功能障碍、单侧空间忽略、脊髓小脑退行性病变、肌萎缩侧索硬化、多发性硬化、耳鸣、偏头痛等。

2. **精神病症** 抑郁症及情绪障碍、强制性障碍、精神分裂症、药物成瘾、切断综合征。

3. **疼痛** 包括中枢神经病理性疼痛、肌肉骨骼性疼痛（包括纤维肌痛、肌筋膜疼痛、足底筋膜炎）、偏头痛、口面部疼痛（包括三叉神经痛、颞下颌障碍以及各种口面部疼痛综合征）、腰痛、腹部或盆腔疼痛（包括肠炎、子宫内膜异位症及各种类型的盆底疼痛综合征）、术后疼痛、各种混合症状的疼痛综合征（包括患肢痛、多发性硬化、关节痛、药物中毒及病因不明的各种病理性疼痛）。

禁忌证：

1. 使用植入式电子装置（如心脏起搏器）的患者。

2. 治疗区域有金属材料植入患者。

3. 发热、电解质紊乱或生命体征不稳定患者。

4. 急性大面积脑梗死或有颅内压增高的患者。

5. 存在严重心脏疾病或其他内科疾病的患者。

6. 进行去颅骨减压等手术未进行颅骨修补的患者。

7. 有出血倾向的患者。

8. 有局部皮肤损伤或炎症的患者。

9. 刺激区域有痛觉过敏的患者。

10. 孕妇及儿童。

11. 癫痫发作期患者。

操作方法：

1. 询问患者有无使用禁忌证。

2. 将金属极板置于电极套板内，海绵垫用盐水浸湿后放在电极套板内的金属极板上。将1对导线与治疗仪输出接口、电极套板相接。

3. 检查治疗仪的输出旋钮是否在零位，导线所接经颅直流电刺激仪的输出接口的极性以及电极衬垫的极性是否正确、一致。

4. 开始治疗前，向患者交代治疗时应有的感觉（均匀的针刺感，或轻微的蚁行感）。患者坐位或平躺皆可。

5. 将 tDCS 的一个电极作为刺激电极放置在目标皮层区域，另一个电极作为参考放置在对侧眶上缘或颅外其他区域。

6. 使用脑电极帽或绷带固定电极片。

7. 打开电源，调整刺激强度，注意缓慢增加刺激强度，避免因刺激强度突然增加引起的不适。

8. 使用完毕后逆时针方向将电流调降到零位，避免患者因刺激突然停止出现的不适。

9. 注意取下海绵衬垫避免其金属极板潮湿变性。

10. 机器使用完毕应及时关机。

11. 治疗过程中不要离开人。

【注意事项】

一、经颅磁刺激

1. 经颅磁刺激治疗仪器需要由经过专业训练的医务人员进行操作，错误操作仪器可能引起患者的损伤。

2. 禁止用于安装心脏起搏器或心导管或电极者，禁止让佩戴心脏起搏器的患者操作仪器或站在正在工作的线圈附近。

3. 门口挂贴警示标志，请勿让带耳蜗植入器或听力辅助设备者或其他植入的电子设备者靠近正在工作的线圈附近。

4. 外部物体如听力设备、手表、计算器、信用卡及计算机磁盘等要远离正在工作的线圈，否则可能会发生损害或删除。

5. 常见的不良反应有头痛、头晕，但持续时间多较短暂，可自行缓解，若持续时间较长或难以忍受时，可服用阿司匹林等解热镇痛药对症处理或遵医嘱。

6. 工作环境温度 5～35℃，湿度 45%～75%，大气压力 86～106kPa。仪器内有高压储能电容，严禁设备进水、雨淋、受潮，使用中远离水池，不能在露天使用。

7. 产生脉冲强磁场的高压电容回路因接触不良或者集尘受潮可能会产生火花，为避免发生危险因此周围不允许有易燃易爆物品。

8. 设备在诊断和治疗过程中的磁场刺激对患者是无创的，但是刺激中磁场线圈内部的磁力作用，会使此次线圈轻微震动并发出“啪啪”响声，超强刺激、高频刺激和长时间过度刺激，可能会影响听力。应避免靠近耳部刺激，治疗中应佩戴耳塞。

9. 如果线圈的温度过高可致皮肤烧伤，在进行治疗过程中要注意线圈的温度。

二、经颅直流电刺激

1. **首次经颅直流电刺激治疗** 仪器需要由经过专业训练的医务人员进行操作，需调整刺激强度、刺激位置、电极片放置位置等参数，院外治疗时由医务人员确认患者本人或家属学会操作后可由患者本人或家属操作，或视频监督患者操作，避免错误操作可能引起的损伤。

2. 使用前必须掌握经颅直流电刺激治疗技术的适应证及禁忌证。
3. 常见的不良反应有头痛、头晕，但持续时间多较短暂，可自行缓解。
4. 严禁设备进水、雨淋、受潮，使用中远离水池，不能在露天使用。
5. 如果刺激强度过大可致皮肤烧伤，在进行治疗过程中要注意刺激强度。

【思考题】

1. 经颅磁刺激治疗、经颅直流电刺激的原理及操作过程是什么？
2. 经颅磁刺激治疗的适应证、禁忌证及注意事项是什么？
3. 经颅直流电刺激治疗的适应证、禁忌证及注意事项是什么？

（张艳明　何晓阔）

实训二十八　循证物理治疗

一、物理治疗文书书写

【目的与要求】

掌握：开具物理治疗文书注意问题及必要的文书书写。

熟悉：物理治疗种类及参数。

了解：物理治疗单书写要求。

【实训组织运行要求】

演示性实训、操作性实训，共2学时，以集中授课形式和学生自主训练的开放模式相结合的教学。

【教具与设备】

物理治疗单。

【实训内容】

1. 各种物理治疗单书写要求及注意事项。
2. 各种物理治疗文书的书写方法。

【内容、方法和手段】

1. 实训内容　物理治疗文书内容包括物理治疗种类、规格、部位、方法、频次及示意图等。

2. 实训方法和手段　演示物理治疗文书的书写过程。包括：教师示范、学生分组实习、教师组间巡查并指导讲解、学生示范。

【实训步骤】

1. 物理治疗文书书写基本要求

（1）一般状况：患者初诊时，接诊医生负责书写物理治疗文书，内容包括日期、姓名、性别、年龄、职业、病例号、科别等。简要记录病情、目前存在的问题，主要体征、功能评定和目前诊断，同时记录患者有无其他并发症、过敏史及注意事项。

（2）根据病情开具医嘱，内容包括治疗种类、治疗部位、治疗时间、治疗次数或复诊日期。

（3）患者复诊时，接诊医生负责记录复诊日期，病情变化和治疗反应。

（4）操作人员在对患者进行治疗后，操作者负责记载治疗日期、剂量、时间、有无不良反应，并签名。

（5）患者疗程结束时，经治医生根据对患者的诊察结果，及时在治疗文书上作出疗效判定。

2. 物理治疗文书的内容和要求

（1）文书内容应包括：物理治疗的种类、规格、部位、方法、频次及示意图等。

（2）选择理疗种类：一个因子选择后应包括该因子的治疗部位、范围、波形、频率、剂量、强度、时间、频次等、必要时选择理疗规格：同一种类的物理治疗因子有不同的规格，如超短波治疗有 50W（小型）与 200W（大型）之分；紫外线有冷光低压与高压汞灯光源之分。

（3）选择治疗部位：按解剖学名称书写治疗部位，具体明确。

（4）治疗方法

治疗方式：同一种理疗因子常可采用不同的治疗方法和方式。如超短波治疗时，电极摆放有对置法和并置法之分。医生应充分注意不同治疗方法对不同病区产生的不同作用效果。

治疗频次：要表明治疗的频次。一般治疗是每日 1 次（Qd），反应强的治疗可以隔日 1 次（Qod）。

（5）文书的图示。

3. 文书举例

（1）直流电离子导入

病例：患者，女性，59 岁。左膝疼痛 2 月余。否认外伤史。查体：左膝无明显肿胀。DR 片示左膝退行性改变。诊断：左膝骨关节炎。

文书

方法：直流电离子 Mg^{2+} 导入

方式：对置法

部位：左膝前后

电极：主电极：200cm^2 左膝前部

副电极：200cm^2 左膝后部

药物：5%$MgSO_4$ 溶液，阳极下

电流强度：10 ~ 15mA

时间：20 分钟，每日 1 次，连续 5 天

（图 28-1）

XX 医院康复医学中心
康复治疗转介单

1. 物理治疗部　　2. 作业治疗部　　3. 语言治疗部

姓名	XXX	性别	女	年龄	59	病区	**	床号	**	住院号	******

临床诊断：左膝 骨性关节炎

功能评定：

左膝关节疼痛 VAS 评分：4 分

存在问题（治疗要解决的具体问题）：

左膝关节疼痛，上下楼梯时加重

危险因素及注意事项（治疗过程可能引起意外的因素和潜在的不良影响）：

左膝局部小丘疹

医嘱日期	方法	部位	剂量	时间	频次数	复诊日期	医生
15/3	直流电 Mg^{2+} 离子导入治疗	左膝关节前后对置	10~15mA	20min	Qd×5	20/3	***

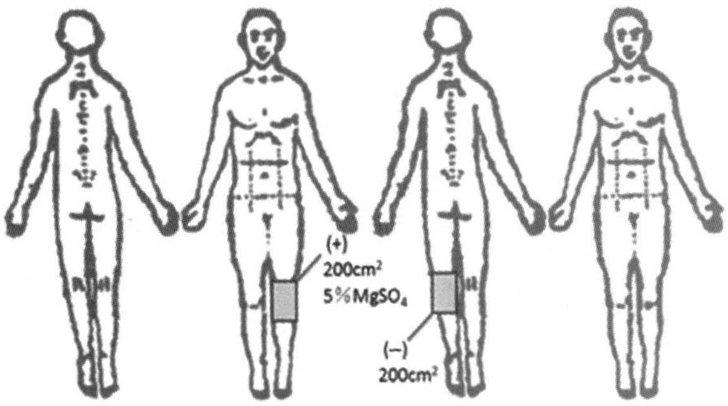

治疗师：

共计：________次

图 28-1　直流电离子导入

（2）超声波疗法

病例：患者，女性，26 岁。剖宫产术后 1 月，术后切口瘢痕增生，伴瘙痒感。诊断：术后瘢痕。

文书

方法：超声波治疗

部位：下腹部瘢痕区

方式：移动法

强度：0.6W/cm^2

时间：10 分钟，每日 1 次，连续 5 天

（图 28-2）

XX 医院康复医学中心
康复治疗转介单

1. 物理治疗部　　2. 作业治疗部　　3. 语言治疗部

姓名	XXX	性别	女	年龄	26	病区	**	床号	**	住院号	******

临床诊断： 剖宫产术后瘢痕

功能评定：

剖宫产术后 1 个月，局部瘢痕增生

存在问题（治疗要解决的具体问题）：

剖宫产术后瘢痕，伴瘙痒感

危险因素及注意事项（治疗过程可能引起意外的因素和潜在的不良影响）：

无

医嘱日期	方法	部位	剂量	时间	频次数	复诊日期	医生
15/3	超声波治疗移动法	下腹部瘢痕处	0.6W/cm²	10min	Qd×5	20/3	***

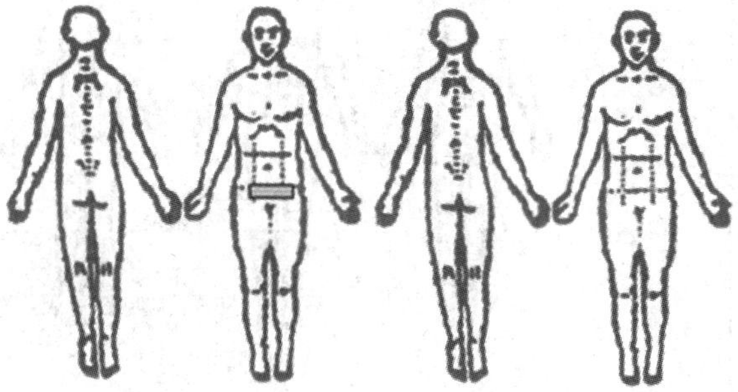

治疗师：

共计：________次

图 28-2　超声波治疗

（3）紫外线治疗

病例： 患者，女性，50 岁，左膝肿痛 1 周。查体：左膝肿胀，皮温略高，浮髌征阳性。诊断：左膝滑膜炎。

文书

方法： 紫外线治疗

方式： 全波段紫外线（高压汞灯）

部位： 左膝前部，面积 10cm × 15cm

强度： 中红斑

时间：每日 1 次，连续 5 天

（图 28-3）

XX 医院康复医学中心
康复治疗转介单

1. 物理治疗部　　2. 作业治疗部　　3. 语言治疗部

姓名	XXX	性别	女	年龄	50	病区	**	床号	**	住院号	******

临床诊断：左膝滑膜炎

功能评定：

左膝关节肿胀，皮温增高，疼痛 VAS 评分 5 分

存在问题（治疗要解决的具体问题）：

左膝关节肿胀疼痛

危险因素及注意事项（治疗过程可能引起意外的因素和潜在的不良影响）：

无

医嘱日期	方法	部位	剂量	时间	频次数	复诊日期	医生
15/3	紫外线治疗	左膝关节	中红斑中值		Qd×3	18/3	***

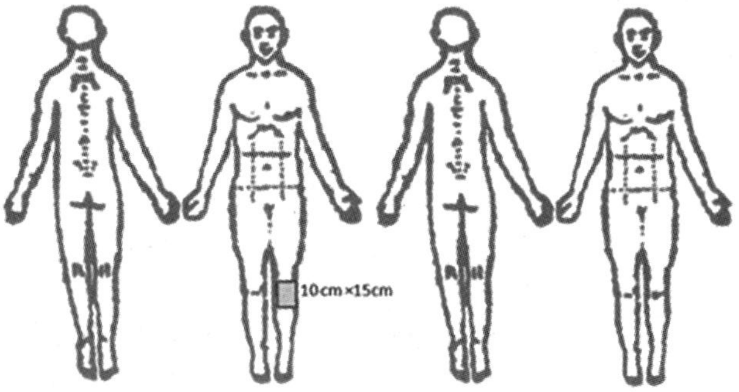

治疗师：

共计：________次

图 28-3　紫外线治疗

（4）气压治疗

病例：患者，女，40 岁。左侧乳腺癌术后 2 年，放疗后左上肢水肿 2 月。查体：左上肢肿胀，肘以上明显，双侧上臂周径差 8cm，左腋下及乳腺区术后切口瘢痕。双侧肌力无明显差异。

文书：

方法：气压治疗

方式：8 腔气压

部位：左上肢
强度：每腔 60 ~ 100mmHg
时间：20 分钟，每日 1 次，连续 10 天
（图 28-4）

XX 医院康复医学中心
康复治疗转介单

1. 物理治疗部　　2. 作业治疗部　　3. 语言治疗部

姓名	XXX	性别	女	年龄	40	病区	**	床号	**	住院号	******

临床诊断：乳腺癌术后淋巴水肿 左上肢

功能评定：

左侧乳腺癌术后 2 年，放疗后左上肢水肿 2 月。左上肢肿胀，以上臂为著，双侧上臂周径相差 8cm

存在问题（治疗要解决的具体问题）：

左上肢肿胀

危险因素及注意事项（治疗过程可能引起意外的因素和潜在的不良影响）：

无

医嘱日期	方法	部位	剂量	时间	频次数	复诊日期	医生
15/3	气压治疗	左上肢	60~100mmHg	20min	Qd×10	20/3	***

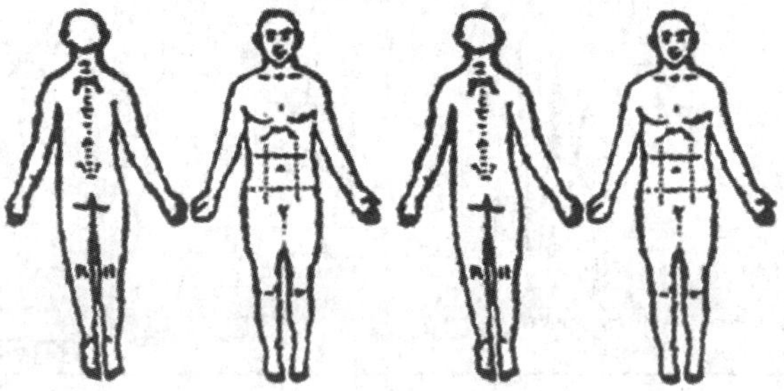

治疗师：

共计：________次

图 28-4　气压治疗

【注意事项】

1. **明确诊断**　对于就诊的患者，不能只凭主诉，而应做相应的详细查体和必要的临床检查，明确诊断后方能进行理疗。所以临床医生只有在临床技能上多下功夫，熟练掌握疾病的病因、病理、症状、体征、诊断和鉴别诊断，不同疾病的发生，发展过程，才能有针对性选择好治疗文书。

2. 综合治疗 采取理疗的同时，应注意局部与整体，药物与营养，及心理与社会等综合因素。综合治疗包含物理因子与以上因素之间以及两种以上物理因子之间综合应用的治疗方案。理疗因子间的综合应用应注意以下几点：

（1）作用基本相同的物理因子不宜同日综合应用。

（2）产生相互拮抗作用的物理因子不能同时综合应用。

（3）应用反射疗法时不宜在同一反射区同日使用两种以上的物理治疗。

（4）防止综合治疗给患者造成过大负荷或疲劳，治疗过度不利于机体体液及生理调节机制，反而会产生不良反应。

（5）由关节挛缩导致的功能障碍，需要多种治疗配合使用，如关节松动治疗前热疗缓解僵硬，治疗后行冷疗缓解肿痛等。

3. 方法选择

（1）物理因子选择。

（2）参数选择。

（3）部位选择。

（4）剂量选择。

4. 确定疗程 对于需要多个疗程治疗的慢性病，应当在两个疗程之间设一个间歇期，以利于机体恢复调整，消除适应性反应而产生的影响。一般间歇期为 2 ~ 4 周，并且同一种物理因子 1 年内使用次数不应超过 3 ~ 4 个疗程。

【思考题】

1. 各种物理治疗文书书写的要求。
2. 举例书写几种常见物理因子治疗单。

（张志强）

二、循证物理治疗的实践

【目的与要求】

掌握：

1. 循证医学的概念。
2. 循证物理治疗践行的基本过程。
3. 循证医学的证据分类系统。

熟悉：

1. 循证物理治疗的理念。
2. 践行循证物理治疗的常见障碍。

了解：循证物理治疗的重要性。

【实训组织运行要求】

展示性实训，共 1 学时，以集中授课形式和学生自主发挥的开放模式相结合的教学。

【教具与设备】

电脑、投影仪等。

【实训内容】

1. 模拟循证物理治疗过程。
2. 教师点评。

【原理、方法和手段】

1. 实训原理 通过提前熟悉物理治疗师未来的研究工作中可能面临的困惑与问题，在遇到问题时如何解决，应遵循什么样的原则及理念，基本过程该如何践行，在应用过程中的常见障碍该如何应对等，让学生深刻体会循证物理治疗的重要性。

2. 实训方法和手段 让学生通过见习接触几种临床常见疾病及其相关的物理治疗方法，对某一类疾病的治疗方法提出问题，通过课外时间寻找相关治疗证据与循证情况，并在课堂上以幻灯片展示，最后提出自己的见解。具体包括：学生分组模拟、学生上台展示、教师点评。

【实训步骤】

操作方法：PPT 展示。

范例：如针对脑瘫儿童下肢功能的常用物理治疗技术进行循证。

1. 提出问题 在临床当中经常发现对于脑瘫儿童下肢功能常用的物理治疗其有效性较差，而且证据有效性很有限，很少人关注不同 PT 策略和技术对 ICF 不同水平的效果，因此提出了“不同 PT 技术在脑瘫儿童下肢功能的有效性，以及在 ICF 不同水平的影响”这一问题。

2. 寻找证据

第一步，采用 Web of Science，PubMed，Cochrane Library，Physiotherapy Evidence Database（PEDro）和 CINAHL 等电子数据库，输入一般检索词“cerebral palsy” and “physiotherapy”，“physical therapy”，“exercise” and “training”，加上特定检索词“stretching”，“electrical stimulation”，“electrostimulation”，“massage”，“strength”，“treadmill”，“balance” and “weight bearing”，选取从 1995—2009 年的同行期刊，根据文章标题及摘要，主要关注关于儿童下肢的 PT 治疗，不同病理状态、上肢或躯干的治疗、术后进行干预的、使用各种混合方法和技术的文章都不包括在内，检索后符合标准的文章如“Does long-term passive stretching alter muscle-tendon unit mechanics in children with spastic cerebral palsy？”等，第一轮检索共有 159 篇。

第二步，对 159 篇文章以五项排除标准进行筛选：（1）排除 23 篇非系统性 / 一般综述；（2）排除 14 篇病例报告；（3）排除 4 篇专家意见；（4）排除 7 篇术后干预治疗；（5）排除 4 篇混合技术治疗。此时剩下的共有 79 篇。

第三步，检索上述 79 篇所有系统综述的参考文献，符合上述检索标准的文章继续纳入，共有 4 篇。因此，所有符合标准的文章共有 83 篇。同时以 ICF 为基础，根据使用的干预类型对文章进行分组，在身体的结构和功能水平上基本技术分为牵伸（5 篇）、按摩（4 篇）、电刺激（13 篇）、肌力训练（25 篇）、耐力训练（10 篇）和负重训练（7 篇）；在活动水平上分为了平衡训练（6 篇）和跑台训练（13 篇）。

3. 证据分级（表 28-1）。

表 28-1　证据分级

证据水平研究设计情况
Ⅰ级：一系列随机对照研究或系统回顾
一个样本量足够大、置信区间窄的随机对照研究（n>100）
Ⅱ级：一个样本量小、置信区间宽的随机对照试验（n<100）
队列研究的系统回顾、结果研究
Ⅲ级：设有对照组的队列研究、有病例对照的系统回顾
Ⅳ级：无对照的系列病例观察，其可靠性低于上述两级证据
Ⅴ级：专家意见，病例报告

根据证据的评级，其中有 1 篇一级证据，44 篇二级证据，2 篇三级证据，34 篇四级证据，2 篇五级证据。

4. 循证结果

（1）牵伸技术：研究的平均治疗时间为 8.2 周，每周平均牵伸频率为 4.5 次。

（2）按摩：研究的平均治疗时间为 8.3 周，每周的平均训练频率为 2 次。

（3）电刺激：研究中 NMES 的治疗时间在 3 天到 12 周之间，平均为 6.1 周，每周的平均治疗频率为 9.37 次。

（4）肌力训练：研究中平均治疗时间为 5.4 周，每周的训练频率为 2.4 次。

（5）耐力训练：研究的平均训练时间为 13.3 周，每周训练频率为 2 次。

（6）负重训练：研究中治疗时间从 2 周到 9 个月之间，平均治疗时间为 17 周，每周的治疗频率为 2 ~ 5 次。

（7）平衡训练：研究的平均治疗时间为 10 周，每周的治疗频率为 4 次。

（8）跑台训练：训练周期的平均治疗时间为 6.4 周，每周的平均频率为 6.7 次。

5. 小结　①要想获得有意义的治疗效果就要结合不同的技术和方法；② ICF 模式为脑瘫患者各种物理治疗的有效性评估提供一个很好的模式：身体结构和功能问题上的治疗手段，主要影响身体结构和功能水平，而活动水平的治疗直接影响运动功能，对身体结构和功能问题上影响有限。

【思考题】

1. 循证物理治疗对临床工作的影响？
2. 循证物理治疗与循证医学的差异性？

（倪国新）